crianças bem conectadas

Copyright © 2023 por Aline Restano, Bernardo Bueno, Daniel Spritzer, Juliana Potter, Laura Moreira.

Todos os direitos desta publicação reservados à Maquinaria Sankto Editora e Distribuidora LTDA. Este livro segue o Novo Acordo Ortográfico de 1990.

É vedada a reprodução total ou parcial desta obra sem a prévia autorização, salvo como referência de pesquisa ou citação acompanhada da respectiva indicação. A violação dos direitos autorais é crime estabelecido na Lei n.9.610/98 e punido pelo artigo 194 do Código Penal.

Este texto é de responsabilidade dos autores e não reflete necessariamente a opinião da Maquinaria Sankto Editora e Distribuidora LTDA.

Diretor Executivo
Guther Faggion

Diretor de Operações
Jardel Nascimento

Diretor Financeiro
Nilson Roberto da Silva

Publisher
Renata Sturm

Edição
JS Editorial

Revisão
Daniela Braz, Pedro Aranha

Direção de Arte
Rafael Bersi, Matheus da Costa

Estágio Editorial
Luana Sena

DADOS INTERNACIONAIS DE CATALOGAÇÃO NA PUBLICAÇÃO (CIP)
Angélica Ilacqua – CRB-8/7057

Crianças bem conectadas : como o uso consciente da tecnologia pode se tornar um aliado da família e da escola / Aline Restano...[et al].
São Paulo: Maquinaria Sankto Editora e Distribuidora LTDA, 2023.
224 p.

ISBN 978-65-88370-88-9

1. Internet e crianças 2. Internet e adolescentes 3. Tecnologia 4. Educação I. Título II. Restano, Aline

23-2355 CDD 004.678083

ÍNDICES PARA CATÁLOGO SISTEMÁTICO:
1. Internet e crianças

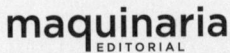

Rua Pedro de Toledo, 129 - Sala 104 - Vila Clementino
São Paulo – SP, CEP: 04039-030
www.mqnr.com.br

ALINE RESTANO • BERNARDO BUENO
DANIEL SPRITZER • JULIANA POTTER
LAURA MOREIRA

crianças bem conectadas

Como o uso consciente da
tecnologia pode se tornar um
aliado da família e da escola

mqnr

sumário

PREFÁCIO	7
INTRODUÇÃO	15
TECNOLOGIA	23
A CRIANÇA	53
FAMÍLIA E ESCOLA	99
REDES SOCIAIS	127
GAMES	159
AGRADECIMENTOS	199
REFERÊNCIAS ÚTEIS	201
GLOSSÁRIO	207
SOBRE OS AUTORES	221

PREFÁCIO

Prevista por diversos pensadores, a sociedade digital é uma realidade inexorável que se enraíza a passos cada vez mais largos no planeta, alcançando todas as gerações da atualidade e emoldurando a vida das que estão por vir. No Brasil, a digitalização do cotidiano também sofreu aceleração incalculável na esteira da pandemia da covid-19, impondo a todos nós desafios antes subestimados: mais que nos adaptarmos a essa nova realidade, é urgente uma reflexão sobre como educar e apoiar nossas crianças e adolescentes nesse ambiente quase infinito. Se o mundo cabe em uma tela, precisamos aprender a transitar por ele com saúde e segurança.

Esse desafio mobiliza pais, educadores e também nós, médicos pediatras. No dia a dia dos consultórios, nas unidades básicas de saúde ou no atendimento em hospitais, precisamos apoiar as famílias e orientar nossos pequenos pacientes para uma vida com mais qualidade e saúde. Conhecer e bem compreender os recursos digitais é tarefa inadiável, renovada a cada dia pela atualização rápida e rotineira da tecnologia: é esse conhecimento que nos permitirá prever riscos e bem aproveitar benefícios, garantindo uma orientação correta.

Para familiares, responsáveis e educadores, isso significa melhores condições de educar e desenvolver nossas crianças. Para nós, médicos, é caminho para o pleno exercício de uma pediatria de excelência e preparada para as gerações futuras.

O impacto da tecnologia na vida de crianças e adolescentes está no radar da Sociedade Brasileira de Pediatria (SBP) desde 2016, quando lançamos nosso primeiro manual com orientações sobre a saúde da criança na era digital. Nesse documento, abordamos os efeitos negativos do uso excessivo de dispositivos eletrônicos pelas crianças – naquele momento, a superexposição à tecnologia já colocava na agenda da saúde o aumento da ansiedade, dificuldades de relacionamento interpessoal, a adesão ao *cyberbullying*, transtornos de sono e de alimentação; entre outros distúrbios de conduta.

Naquela ocasião, estudos científicos já mostravam que a tecnologia influencia o comportamento pela adoção de hábitos, muitos deles inadequados para o público infantil, e que era necessário rever o acesso de crianças e adolescentes, de forma a usufruir da tecnologia seus benefícios e protegê-los dos efeitos adversos e colaterais.

Esse quadro se aprofundou com o passar do tempo e alcançou marcos ainda mais relevantes com o advento da pandemia da covid-19, em que a necessidade do distanciamento social tornou a tecnologia e seus artefatos o único vetor disponível para a vida em sociedade (mas, "sociedade" digital), suprimindo de nossas crianças e adolescentes os espaços de convivência, socialização e aprendizagem.

Em 2020, a SBP renovou o alerta para o risco de aumento da dependência digital de crianças e adolescentes, empurrados para as telas com maior força pelo confinamento. Nossa preocupação era buscar uma equação mais saudável para a nova rotina desse público, em que smartphones, computadores e tablets tornaram-se essenciais. Discutimos em profundidade sobre o tempo de exposição às telas, sinalizando marcadores seguros para cada faixa etária.

Os tempos atuais, que podemos interpretar como pós-pandemia, ainda não permitem avaliar os reflexos dessa jornada, mas uma coisa é certa: estar atento à inovação tecnológica, aos seus mecanismos e ferramentas continua sendo essencial para bem formarmos as futuras gerações e corrigirmos eventuais exageros na geração que, agora, vive esse primeiro ciclo digital mais intenso. A aceleração digital registrada nos últimos três anos veio para ficar: nesse caminho sem volta, cabe a nós acumular informação e lidar com esse novo vetor da vida em sociedade com serenidade.

Nesse desafio, diário, informação de qualidade e apresentada de forma didática e amigável faz toda a diferença. Especialmente quando consideramos as tecnicidades – muitas vezes de difícil entendimento – e a linguagem associadas à tecnologia e seus dispositivos. É uma ampla gama de funcionalidades, termos e conexões que nem sempre conseguimos compreender e acompanhar direito: uma linguagem que para as novas gerações é absolutamente natural, um conhecimento introjetado desde muito cedo. Alcançar esse passo é decisivo para pais, professores, médicos e profissionais de saúde cumprirem as importantes missões de educar, desenvolver, cuidar e proteger a saúde – física e mental – de nossas crianças e adolescentes.

Mas qual é o ponto de partida para enfrentar e resolver esse desafio com sucesso?

Essa pergunta atravessa a rotina da pediatria, renovada não apenas pela chegada de novos pacientes impactados pelos efeitos colaterais do uso intensivo da tecnologia – sejam distúrbios de personalidade, sejam problemas precoces de coluna vertebral por postura viciosa, por exemplo; como também pelos resultados de novos estudos internacionais corroborando a importância desse tema. Se a infância e adolescência já não podem ser vividas sem as telas da TV, de celulares e tablets, de computadores e laptops, como minimizar danos e, principalmente, convencer nossos pequenos da importância de experiências a prevalecer longe das telas?

Crianças bem conectadas: Como o uso consciente da tecnologia pode se tornar um aliado da família e da escola busca responder a essa e outras perguntas. Escrito por um estimado grupo de especialistas em infância e tecnologia, a obra percorre o conjunto de fatores que compõem essa equação tão delicada, propondo uma discussão mais profunda, situando inclusive o contexto sócio-histórico em que o desafio está ancorado. As mudanças por que passaram a sociedade brasileira – e mundial – é parte importante das respostas que temos buscado.

Este livro traz os conhecimentos – científico e da rotina de consultórios – acumulados nos últimos anos, de forma amigável e atraente, estimulando reflexões e oferecendo respostas sem fechar a questão. Respeitando o fato de que o tema merece atualização continuada, aderente aos avanços e novas situações registradas no dia a dia, os autores trazem conceitos e compartilham as práticas que, já testadas, mostraram-se adequadas e exitosas para o objetivo de bem orientar o uso da tecnologia por crianças e adolescentes.

Sem impor receitas prontas, os autores apropriam como ponto de partida o autoconhecimento e reconhecimento – quem é essa criança, do que ela gosta, do que precisa, como eu me relaciono com ela – para abrir uma trilha mais segura em direção à melhor maneira de gerenciar o acesso e uso da tecnologia e seus artefatos na infância e adolescência. O livro aborda as fases de desenvolvimento infantil e, olhando para o presente e o futuro, inclui a tecnologia nesse horizonte: quando e como introduzir a tecnologia na rotina dos pequenos sem atrapalhar seu desenvolvimento físico e cognitivo? Como introduzir outras atividades sem tela e administrar o sono?

Contando a estória da família de Vitor e Sofia, entremeada por outros relatos, *Crianças bem conectadas: Como o uso consciente da tecnologia pode se tornar um aliado da família e da escola* aproveita experiências do dia a dia para apresentar temas de grande relevância como a necessária atenção ao surgimento de sinais de depressão ou ansiedade, frustrações, bem como, por exemplo, riscos de acesso a conteúdos inadequados e vazamento de dados. O uso da tecnologia e a plena compreensão das realidades trazidas pelo ambiente virtual – redes sociais, videogames e outras plataformas – são colocados em uma perspectiva que preocupa e mobiliza a pediatria: como instruir e preparar crianças e adolescentes para entenderem com clareza o espaço que separa a vida real dos *frames* retratados no mundo digital.

Os autores destacam a importância da parceria de pais, familiares e responsáveis no processo, valorizando o exemplo, a presença e a partilha como instrumentos para conduzir o público infantil nessa jornada. Estar perto, observar, demonstrar interesse e compartilhar o uso são iniciativas positivas para estabelecer limites e educar para a vida digital, assim como dar exemplo. Se pais e responsáveis, se professores e cuidadores passam a maior parte do tempo absortos em suas telas, impor restrições aos pequenos se torna mais difícil e paradoxal.

A obra aborda, inclusive, as sutilezas criadas pelas novas formações familiares – casais separados, famílias uniparentais etc. Como alinhar decisões e entendimentos, de forma que todos aqueles que tenham acesso e participação na rotina da criança e do adolescente caminhem na mesma direção: isso resulta em orientação mais consistente e segurança.

Aqui você encontrará conceitos e definições sobre tecnologia, dispositivos e os temas mais importantes da jornada digital, trazidos de forma suave para leigos e, ainda, inseridos em uma reflexão sobre riscos potenciais, sinais de alerta a serem observados e estratégias para enfrentamentos de eventuais problemas.

Os autores também destacam os aspectos positivos, mostrando como a tecnologia e o ambiente digital podem gerar benefícios para o público infantil.

Foi com alegria que preparei esse prefácio. Obras como esta são decisivas para que todos nós – pediatras e outros profissionais da saúde, pais, familiares, educadores, responsáveis e agentes públicos – possamos colaborar para o desenvolvimento do público infantil com segurança. Mantermos a tecnologia como aliada e nos prepararmos para usá-la de forma positiva é tarefa inadiável e intransferível.

Não nos esqueçamos: a tecnologia avança em alta velocidade; atualizações sempre serão necessárias neste século XXI.

Boa leitura!

DR. CLÓVIS FRANCISCO CONSTANTINO

Presidente da Sociedade Brasileira de Pediatria (SBP), PhD em Bioethics Division da International Chair in Bioethics e membro da International Forum of Teachers – IFT – IC Bioethics. Doutor em Bioética pela Faculdade de Medicina da Universidade do Porto (Portugal), convalidado pela Universidade de Brasília (UnB). Atua como coordenador (Head) da Unidade de São Paulo da International Chair in Bioethics (World Medical Association Cooperation Center) do Departamento dos Países de Língua Portuguesa (Portuguese Language Countries Division Chair in Bioethics) – sendo hospedeira (host) a Universidade Santo Amaro – UNISA. Membro das diretorias da Associação Médica Brasileira e Associação Paulista de Medicina.

INTRODUÇÃO

Olá! Estamos aqui para lhe ajudar a entender mais a relação entre as crianças e a tecnologia, seja você mãe, pai, avó, avô, cuidador, profissional da saúde, professor ou educador. No nosso livro, você vai encontrar informações, reflexões, dicas e sugestões para entender e conduzir melhor a relação das crianças com a tecnologia, sem medo e sem "demonizar" o que é digital.

Quem cuida de crianças sabe como é difícil equilibrar suas vontades com as dúvidas, tão frequentes, sobre tempo de uso, perigos e benefícios, e em como lidar com a tecnologia em diferentes contextos. As informações que você encontrará aqui são frutos de nosso trabalho como psicólogos, psiquiatras e pesquisadores, junto com nossa experiência como mães, pais e pessoas que, como você, usam diferentes formas de tecnologia todos os dias. Queremos que este livro seja uma fonte de inspiração e reflexão, mas de uma maneira acessível, útil, flexível, humana, carinhosa e próxima da criança.

Nosso foco é nos primeiros 10 anos, porque é nesse período que muitos dos comportamentos e valores são estabelecidos. Mas é claro que nossa conversa vai além: é na adolescência que vemos efeitos das experiências da infância, e as crianças vivem num contexto que envolve pessoas de idades variadas, seja na família, entre os amigos ou na escola.

Não estamos em guerra com a tecnologia: é um diálogo. Celulares, computadores, tablets e videogames ampliaram o tipo de experiências que podemos ter e nos proporcionaram muitas maravilhas. É só uma questão de como conduzimos e, quando necessário, ajustamos essa relação. Toda nova linguagem exige um aprendizado, e aprender é um processo de empatia e compreensão. Não existem fórmulas prontas. Vamos pensar e caminhar juntos.

VOCÊ ESCOLHE O CAMINHO

Este livro foi escrito com muito amor e pode ser lido da maneira que você achar melhor. Organizamos os capítulos em grandes temas: tecnologia, infância, família e escola, redes sociais, games. Talvez você prefira ir direto para o assunto que lhe interessa mais, e tudo bem! Você também vai encontrar um glossário com termos tecnológicos que podem não ser muito conhecidos, por isso, consulte-o sempre que achar necessário. Temos também, ao final do livro, uma lista de referências com indicações de leitura, artigos, websites e documentários. Explore à vontade!

A TECNOLOGIA NAS NOSSAS VIDAS

Sabemos o quanto a tecnologia é importante. Só que, para nós, adultos, muitos dos conteúdos e dispositivos de hoje ainda não existiam quando éramos crianças. Isso quer dizer que os responsáveis pela educação e cuidado dos pequenos cresceram sem modelos anteriores de como lidar com o lado digital da vida. Essas gerações foram aprendendo conforme as revoluções aconteciam. Em parte, é uma jornada muito empolgante, mas também é preciso parar e pensar: como essa relação com a tecnologia pode ser conduzida da maneira mais saudável possível?

UM DIÁLOGO COM A TECNOLOGIA

Às vezes temos a sensação de que tudo é digital. Basta olhar em volta e você vai ver como esse tipo de tecnologia é onipresente: sua filha mais nova está no sofá jogando no iPad, o filho mais velho assiste a uma aula no computador, seu marido ou esposa está no quarto respondendo às mensagens de trabalho no celular. A televisão é conectada no *wi-fi*, o videogame está baixando uma atualização para um jogo em modo *stand-by*. Seus documentos estão todos digitalizados em um *app* do governo, câmeras controlam a velocidade dos carros nas ruas e ontem mesmo você viu uma notícia sobre um hotel em que os atendentes são robôs. E nem estamos falando ainda de modelos de Inteligências Artificiais que estão trazendo uma nova série de transformações. Não dá a sensação de que vivemos em um mundo de ficção científica?

É impossível travar uma luta contra o digital, porque nossa vida é mediada e facilitada por essas ferramentas. O novo pode ser assustador, só que a tecnologia é sempre nova de alguma maneira. Sempre tem uma revolução, um novo aplicativo, ferramenta ou aparelho, mas essa é também a graça das tecnologias digitais: o encantamento constante.

Tem gente que tenta acompanhar todas as novidades, e aqueles que se sentem mais confortáveis em confiar naquilo que já conhecem. Não é preciso ser *expert* em tecnologia para criar os filhos, mas é uma boa ideia estar atento e aberto para pensar, entender e conhecer mais sobre suas vidas digitais, para que possamos minimizar riscos e maximizar benefícios. Interessar-se por isso é um jeito de facilitar a aproximação com as crianças.

HISTÓRIAS

Ao longo do livro, você vai encontrar narrativas que ilustram as situações tratadas em cada capítulo. Essas narrativas são ficcionais, mas baseadas em nossas experiências como mães, pais e profissionais, e nos ajudam a enxergar os desafios e sentimentos que enfrentamos ao lidar com a tecnologia. Cada membro dessa família tem sua própria relação com o mundo digital. Esperamos que suas aventuras lhe ajudem a visualizar e sentir os temas que estamos discutindo aqui.

SOBRE O VOCABULÁRIO

Você vai encontrar vários termos e expressões semelhantes ao longo do livro: tecnologia, tecnologias digitais ou mídias digitais, entre outros. Nós os consideramos bastante próximos, praticamente sinônimos, porque se referem a dispositivos, linguagens, produtos e conteúdos baseados na linguagem digital: internet, televisão, vídeos, redes sociais, games, celulares e tablets.

CADA CRIANÇA É ÚNICA

Sabemos que cada criança vive em seu contexto: família, regras da casa, rotinas da escola, valores, amigos, situação socioeconômica... Algumas crianças têm desafios só seus, sejam questões físicas, de aprendizado ou cognição. Todas elas são importantes, válidas e únicas. Construímos o livro de maneira que nossas reflexões pudessem ser aplicadas em várias situações diferentes, mas sabemos que é impossível dar conta de todos contextos. Nosso trabalho não termina aqui, e vamos seguir falando sobre isso, pensando e discutindo. Se você sentir que não está dando conta dos desafios que enfrenta, lembre-se: é sempre uma boa ideia buscar ajuda e conselhos de um profissional.

CARINHO E CORAGEM

Vamos nessa!

CONHEÇA A FAMÍLIA

VITOR, o filho mais velho, 12 anos

Vítor está crescendo rápido. É introspectivo e quieto, gosta de ficar no seu quarto jogando videogame, assistindo a vídeos e lendo mangás.

SOFIA, a filha caçula, 7 anos

Tem uma grande imaginação, é carinhosa e sensível. Acabou de ganhar um tablet só seu e adora assistir a vídeos, jogar sozinha e com os amigos online.

RAFAEL, o pai, 39 anos

Diligente e focado, trabalha um monte. Não gosta muito de tecnologia e se sente meio deslocado das coisas de que seus filhos gostam, mas se esforça para entender.

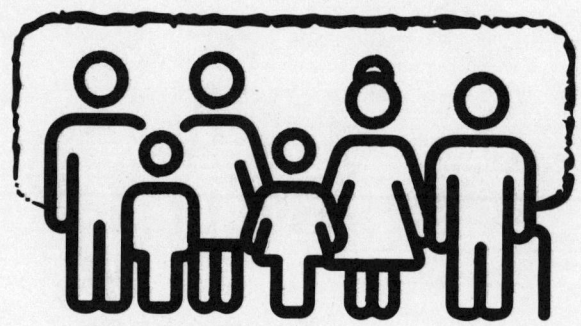

MELISSA, a mãe, 39 anos

Afetiva e inteligente, tenta equilibrar trabalho e família. Sempre vai aos eventos da escola, mas se sente sobrecarregada e cansada o tempo todo.

VÔ CARLOS, 64 anos

Se aposentou recentemente e quer curtir a vida e brincar com os netos. Muito interessado em aprender como a tecnologia funciona e está ligado nas novidades.

VÓ ANA, 62 anos

Gosta de sair para tomar café com as amigas, conversar e fazer artesanatos diversos. Adora chamadas de vídeo e passa muito tempo nas redes sociais.

"Tecnologia é a fogueira ao redor da qual contamos nossas histórias."

LAURIE ANDERSON, artista, compositora e diretora

CAPÍTULO 1

TECNOLOGIA

Magia e tecnologia são dois termos que não parecem combinar muito, mas, como dizia o escritor de ficção científica Arthur C. Clarke, "qualquer tecnologia suficientemente avançada é indistinguível da magia." É bem essa a sensação, não é?

A tecnologia digital avança tão rápido que, a cada nova versão de videogame, tablet, smartphone, aplicativo ou rede social, somos arrebatados pelo encantamento. Há pouco tempo, era impensável a ideia de fazer chamadas de áudio e vídeo pelo celular, acompanhar o caminho do carro pelo GPS, pagar as contas sem precisar ir ao banco, assistir a uma série por streaming, jogar com milhares de pessoas ao mesmo tempo e até namorar online – hoje tudo muito comum e possível graças ao mundo digital. Agora, temos o desafio de aprender como tudo isso funciona e quais são (e serão) seus efeitos.

Ainda bem que a nossa tarefa aqui não é explicar cada tipo de tecnologia. Isso seria muito difícil, uma vez que em pouco tempo as informações técnicas estariam desatualizadas. Para ler este livro, você não precisa ser um especialista, *hacker* ou super *geek* que monta seu próprio computador (mas tudo bem se você for). Aqui, o que queremos é lhe dar mais informações e ferramentas para que, como mãe, pai, avô, avó, professora, profissional da saúde ou cuidador, possa conviver de uma maneira mais saudável com essas tecnologias incríveis, maximizando os benefícios e minimizando riscos para as nossas crianças. Então, o ponto principal não é o *modelo* das máquinas, mas *como* usamos essas tecnologias e como estas interferem no modo como nos sentimos.

Ao longo deste capítulo (e dos seguintes), entrelaçada com nossas reflexões sobre tecnologia, você vai acompanhar a história de Vitor e sua família. É uma narrativa ficcional, mas foi inspirada em nossa experiência como terapeutas, pesquisadores e pais. Por meio dela, ficará mais fácil visualizar algumas situações do dia a dia.

A história de Vitor

Vitor tem doze anos e, como um garoto dessa idade, está aprendendo como é legal ter seu espaço e curtir um pouco de privacidade. Na verdade, a vida do Vitor é bem protegida, porque ele faz parte de uma minoria brasileira privilegiada e não precisa se preocupar em caminhar sozinho pela rua ou andar de transporte público. É bem provável que ele nem faça ideia de como chegar até o centro da sua cidade de ônibus, como comprar a passagem ou mesmo se aceitam cartão de crédito para pagamento.

Vitor é um cara legal, um garoto sensível, que se importa com os sentimentos dos outros. Ele é um adolescente que quer fazer as coisas de que gosta sem se preocupar muito. Mas a vida protegida de Vitor se transformou em algo diferente em março de 2020, quando a pandemia de covid-19 começou e, como você pode imaginar, ele precisou ficar trancado em casa.

Neste momento, Vitor está no seu quarto, com a Smart TV ligada no aplicativo de música, tocando baixinho uma playlist que ele montou. Deitado na cama com o laptop no colo, ele escuta a professora explicando alguma coisa na aula de ciências, mas não presta muita atenção, porque está conversando com os amigos no celular. As aulas parecem durar uma eternidade, mas pelo menos ele tem o grupo da turma para mandar memes e rir um pouco. Às vezes, joga Minecraft online com seus colegas no intervalo ou mesmo durante a aula.

Vitor usa termos em inglês que nem seus pais conhecem, ainda que sejam fluentes no idioma. Eles não costumam jogar no Playstation, PC, tablet ou celular. Quando Vitor joga, seus pais nunca estão por perto, então, não têm acesso ao vocabulário, muitas vezes adaptado para o português: upar, lagar, bugado, sharear, AFK, loot, MMO, FPS. Ele se comunica com pessoas da Nova Zelândia, do Canadá e do Japão, mas tem muita dificuldade para pegar um telefone e ligar para um amigo ou parente, ficando furioso quando não pode simplesmente fazer isso por mensagem.

Quando seus pais reclamam do tempo que Vitor fica em seu quarto, do tempo que passa jogando, que ele não lê livro nenhum e que seu único assunto é Fortnite, ele fica quieto. Costuma sentir certo mal-estar e se incomoda com o ar crítico dos pais, e o tom de julgamento faz com que ele não tenha vontade de tentar explicar sua vida virtual, seus jogos e seus mundos.

Um salto no tempo: no fim de 2020, algo em Vitor está mudando. Ele está de saco cheio de não ir à escola, das aulas online e de não sair de casa. Fica pensando se um dia vai voltar a ver seus amigos e colegas ao vivo, de perto, ou até namorar alguém. Também está de saco cheio, porque nunca teve dificuldades na escola e, mesmo assim, sente que seus pais estão sempre reclamando. Todo mundo está dizendo que 2020 é um ano de mudança, de transformações, de repensar velhas maneiras de ser, e que as coisas nunca mais vão ser as mesmas.

Muito do que ele sente, você também sente. A diferença é que Vitor tem só doze anos, e o futuro é tão infinito que parece um horizonte impossível de abraçar. A sensação que ele tem é de que o tempo do agora é muito maior para ele do que para os adultos, um sentimento tão complexo que às vezes ele tem a impressão de que a vida vai ser assim para sempre. É em meio a esse turbilhão de emoções e pensamentos que ele toma uma decisão: "Se hoje meus pais vierem reclamar de mim, vou dizer tudo que penso. Tudo!"

REAL, VIRTUAL E DIGITAL

Quando se ouve a palavra *tecnologia*, nosso primeiro impulso é pensar em computadores, celulares, videogames e todo tipo de aparelho com telas brilhantes e uma conexão com a internet. É fácil esquecer, em um mundo em inovação constante, que *tecnologia* é um conceito bem mais amplo e que faz parte da sociedade desde o início da humanidade.

Tecnologia tem a ver com conhecimento, estudo e uso de descobertas (científicas ou não), por isso vai muito além dos computadores. Um dos grandes diferenciais do ser humano é o desenvolvimento de técnicas e ferramentas que nos tornaram mais preparados para sobreviver e permitiram fazer mais do que os nossos corpos eram capazes.

A tecnologia também é importante na hora de passar nosso conhecimento, arte e cultura para as futuras gerações. Um lápis é tecnologia. O uso do fogo é tecnologia. O livro só se tornou acessível porque inventamos a imprensa. A tinta primitiva usada nas cavernas registrou as caçadas, as tábuas de argila da Mesopotâmia registraram as primeiras línguas, os pergaminhos e livros guardaram nossas descobertas, crenças e pensamentos. Computadores, celulares e internet são só uma nova etapa nessa jornada.

Sabemos que o novo pode ser assustador. Você lembra de quando a internet se tornou mais popular e havia muitas dúvidas se as relações virtuais que estávamos construindo, românticas ou de amizade, eram reais? Quando surgiram os primeiros videogames, todo mundo tinha medo de sua influência nas crianças (e olha que os gráficos dos primeiros jogos eram pouco mais que quadrados grandões se movendo na tela!).

Indo mais para trás: quando a televisão surgiu, disseram que ia destruir o cinema ou o rádio. Mesmo a bicicleta era vista com certo ceticismo (acreditava-se que alteravam os movimentos normais do corpo e eram prejudiciais para o sistema reprodutivo das mulheres, entre outros receios). A questão é que, depois de um período de adaptação, a novidade é incorporada na cultura. Isso não significa que a gente deve simplesmente aceitar tudo. É importante pensar, sem paranoia, sobre como usar esses novos recursos.

Há mais de 20 anos, o filósofo Pierre Lévy já dizia que o "virtual possui uma plena realidade". No entanto, ainda é muito comum que se use a palavra *virtual* como oposto de *real*. Será que podemos fazer essa oposição? E para complicar um pouco mais: quando dizemos *virtual*, o que estamos querendo dizer? Será que não é apenas um sinônimo para *digital*?

Não podemos opor o *real* e o *virtual*, como se a vida "de verdade" estivesse acontecendo e a virtual, não. São mundos diferentes, paralelos. Muita gente só percebe o quanto o virtual é real quando acontece alguma coisa muito grave, como *cyberbullying*, vazamento de *nudes* ou fraude digital, porque as repercussões são muito reais: processos criminais e traumas que vão levar muito tempo para resolver e tratar.

Que tarefa difícil definir o que é o real! Tanta gente já discutiu e pensou a respeito ao longo da história, e esse é um dos grandes temas da filosofia. Mas, para facilitar a nossa vida, vamos oferecer algumas definições que vão nos acompanhar ao longo do livro (veja o Quadro 1.1):

QUADRO 1.1:
Definições de real, virtual e digital

Real: aquilo que acontece, é percebido e sentido. O oposto de irreal, ficção, invenção. O real tem consequências. Não é o oposto do *virtual*. Por exemplo: tanto a dor ao bater o pé na mesa quanto a tristeza que sinto quando alguém diz algo cruel para mim nas redes sociais são reais.

> **Virtual:** aquilo que pode ser, um potencial. Muitas vezes usado como sinônimo de *digital*. Por exemplo: as amizades em redes sociais são amizades virtuais. O *virtual* também é percebido e sentido. Por isso, também é *real*. Às vezes, o *virtual* é considerado o oposto do *presencial*.
>
> **Digital:** tem a ver com a tecnologia digital, eletrônica, que é baseada em código binário. A tecnologia usada nos computadores, smartphones, videogames e internet é digital (podemos falar também de *mídias digitais*). Às vezes, é usado como sinônimo de *virtual*. Por exemplo: amizades virtuais e amizades digitais podem ser consideradas a mesma coisa.

Se você acha que as conversas e brincadeiras virtuais das crianças não são reais, há um engano aí! É preciso atribuir realidade para o que acontece no virtual, sejam eventos positivos ou negativos.

É importante atribuir validade ao virtual quando as crianças nos contam o que aconteceu no mundo virtual (conversas, brigas, amizades, jogos, brincadeiras). Não podemos considerar que o virtual ou digital é menos importante, nem lidar somente com as emergências e com o que é muito negativo. O virtual ou digital pode ser diferente do que acontece presencialmente, mas não é menos real. Tudo tem de ser levado a sério, porque as consequências e emoções também são.

Desvalorizar os fatos e a interação que acontecem de forma digital é desmerecer um canal de comunicação importante que promove o contato entre as pessoas. Obviamente, isso é o oposto do que queremos, que é construir uma comunicação mais segura e efetiva com elas, sejamos nós pais, professores, terapeutas ou cuidadores – afinal, uma boa parte das atividades das crianças (e adultos) hoje são digitais.

Nessa mesma linha, também não faz muito sentido demonizar a tecnologia, tomando os benefícios como automáticos e supervalorizando os riscos, culpando as tecnologias por tudo aquilo que não gostamos em nós mesmos e nos outros. Pense: as tecnologias digitais aproximam as pessoas, são parte importante do trabalho, constroem e mantêm relacionamentos, permitem conviver e conversar em grupo. É muito difícil hoje que exista um relacionamento amoroso que não comece, se mantenha ou até termine digitalmente. Boa parte do que as crianças aproveitam e aprendem por meio do entretenimento e das brincadeiras com eletrônicos não é percebido pelos adultos, e isso pode acontecer por uma falta de compreensão da importância e tamanho da dimensão digital de suas vidas.

Lembre-se de que vivemos em uma sociedade que valoriza demais a *produtividade*. Há um tempo, dizia-se que a internet era segura desde que fosse usada para estudos ou trabalho, como se usar o digital para se divertir e entreter fosse algo ruim ou menos importante. Não podemos cair nesse olhar "adultista", excessivamente sério e absolutamente "produtivo", pois não é assim que o desenvolvimento de crianças e adolescentes funciona.

Considere as várias dimensões do virtual: conversar, aprender, ler, assistir, jogar, brincar, descobrir. Um jogo não é só passatempo; para as crianças, as brincadeiras e os jogos, mesmo digitais, são muito importantes para o aprendizado, a socialização e o bem-estar emocional.

Partimos de um pressuposto de que os adultos são mais maduros e podem se "controlar" melhor, usando e aproveitando as tecnologias digitais de maneira mais responsável que as crianças. Mas isso nem sempre é verdade. Muitas vezes são as crianças e adolescentes que estão mais informados e familiarizados que os adultos sobre o que fazer, como fazer e o que devem cuidar no mundo online, enquanto os adultos se põem em situações de risco por não terem o conhecimento necessário. Em outras palavras: não devemos subestimar a experiência e o conhecimento das crianças.

A tecnologia foi pensada, desenvolvida e é amplamente utilizada por seres humanos, por isso vai refletir nossas necessidades e desejos. Em cada etapa do ciclo vital (na infância, na adolescência, na vida adulta) as tecnologias vão se inserir na vida das pessoas de maneiras diferentes, de acordo com as necessidades e desejos específicos de cada momento.

MODELOS, EXPERIÊNCIAS E NOVAS REALIDADES

Mesmo antes de ter um filho ou filha, os pais imaginam o que vão oferecer para essa criança, quais valores vão manter ou mudar em sua criação e cuidado. Há tempos, temos diversos assuntos importantes e complicados que precisam ser levados em conta: sexualidade, uso de álcool e drogas, morte... Como a família vai lidar com isso? Como (e quando) a criança deve entender esses temas? Temos modelos dentro de nós e nossas próprias experiências ajudando a planejar como falar sobre isso: "eu quero que meu filho conheça todas as religiões", "eu não me sinto confortável em falar sobre sexualidade, então vou buscar ajuda", "meu pai nunca falou comigo sobre álcool e drogas... vou tentar fazer diferente com minha filha", e assim por diante.

Além das nossas próprias opiniões e experiências existe o conhecimento baseado em estudos, pesquisas e livros. Sabemos, por exemplo, que o uso de bebidas alcoólicas não é indicado para menores de 18 anos, pois até essa idade o risco de desenvolver problemas relacionados ao uso do álcool é significativamente maior. Sabemos também que, se as famílias conversam com seus filhos sobre sexo, os adolescentes tendem a ter uma sexualidade mais saudável, segura e prazerosa. Mas quando o tema é uso de tecnologias, não temos modelos dentro da gente indicando como conversar com os filhos sobre isso.

A maioria das pessoas lendo este livro (e nós, autores) não tem modelos interno e externo de como lidar com essas situações, porque assistiu ao surgimento dos computadores pessoais, videogames, internet e smartphones. Somos as primeiras gerações de pais, terapeutas e cuidadores que, além de lidar com o próprio uso da tecnologia, precisa orientar o uso das nossas crianças, com poucas referências anteriores, refletindo enquanto o faz e pesquisando ao mesmo tempo que as novas tecnologias constroem novas realidades.

Se você acha isso difícil, bem-vindo ao time. Você definitivamente não está sozinho ou sozinha – até porque muitas dessas orientações precisam ser construídas em conjunto. Acreditamos que pesquisadores, pais, educadores (e, sem dúvida, crianças e adolescentes também) possam, juntos, desenvolver estratégias úteis para diferentes crianças, de diferentes famílias, em diferentes lugares.

Uma conversa depois da aula

A aula finalmente acaba. Vitor fecha o laptop com força e coloca de volta em cima da escrivaninha. Então, levanta e se espreguiça. Suas costas doem, e ele está com calor, meio tonto, com um pouco de dor de cabeça. Antes de ir almoçar, dá mais uma olhada no celular, reclama da aula com os colegas, e eles combinam de jogar online mais tarde.

No final do almoço com a família, seu pai pergunta, como sempre:

— O que você vai fazer agora, filho?

— Vou jogar, pai.

Vitor já está esperando a reclamação.

— Mas, meu filho, por que você não vai ler um livro? — pergunta o pai.

— Por que essa obsessão com livro? — Vitor responde.

O pai se surpreende, já que geralmente não escuta mais que um "Ah, pai, sei lá".

— *Como assim "obsessão", Vitor? Os livros são melhores que os jogos. Nós aprendemos mais, ficamos mais inteligentes, mais sensíveis...*

— *Pai, eu acabei de terminar o livro do colégio na semana passada. Não tô com vontade de ler agora.*

— *Mas não tem nenhuma matéria do colégio para revisar?*

— *As provas acabaram na semana passada.*

O pai, esperançoso, pergunta:

— *Não seria melhor já estudar para não acumular?*

Vitor se sente mais forte, porque acaba de perceber que conhece todas as perguntas do pai. Talvez conseguisse até adivinhar a ordem delas, e já tinha respondido a todas mentalmente. Era hoje. Então, respira fundo e pergunta:

— *Pai, sério mesmo que você estudava todos os dias, mesmo quando não tinha prova?*

Dessa vez, é o pai que fica sem resposta.

COMPARTILHAR É PRECISO

Não negamos, em nenhum momento, os problemas e prejuízos que o uso intenso e a dependência da tecnologia podem acarretar para uma pessoa se a vida ficar restrita a esse comportamento. Mas, muitas vezes, somos nós, adultos, que temos dificuldade de entender esse fenômeno por não termos vivido uma infância e adolescência digitais. Além disso, o ser humano tem a tendência de desvalorizar o que desconhece por achar que não é importante, evitando explorar mais a fundo ou até ficando com medo.

Por exemplo, quando uma criança conta que escreveu uma história ou um poema, compôs uma música ou fez um desenho, achamos isso ótimo e positivo, porque sabemos como interagir com esses produtos. Entendemos a inspiração, o processo, as motivações e as ferramentas, e temos habilidades para lidar com isso, porque também fez parte da nossa formação.

Por outro lado, quando uma criança fala sobre um jogo que desconhecemos, que tem objetivos que não entendemos, personagens que não nos são familiares, quem são as pessoas com quem ela está jogando e se é online ou offline, ficamos sem referências. Às vezes, o mesmo jogo tem vários modos e pode ser jogado de maneiras muito diferentes. Quando acaba? Quem ganha? O que é preciso fazer? E ainda tem o lado mais técnico: para qual plataforma foi lançado? É a sequência de outro jogo? Faz parte de algum gênero? Com tantas informações, fica difícil entender a lógica e oferecer algum tipo de orientação.

Talvez você se lembre de jogos mais antigos, como *Pac-Man* ou *Super Mario Bros*, cuja mecânica era muito simples: acumular pontos e chegar ao fim da fase. Hoje, a variedade de estilos, gêneros, tecnologias e plataformas envolvidas é enorme. Os jogos têm diferentes objetivos, desafios, conquistas e construções, individualmente ou em grupo, e podem até durar para sempre. Esse desconhecimento quanto ao assunto pode dificultar a conversa e a sensação de prazer ao sentar-se junto à criança para compartilhar essa experiência.

O primeiro passo é aceitar que não precisamos (nem devemos!) saber tudo, pois tecnologia pode ser um assunto bem complicado. No entanto, se você passar vinte minutos ao lado da criança e pedir que ela lhe explique o que está acontecendo, vai dar para entender bem mais. Construa o canal de comunicação! Não é tão de outro mundo assim. Permita-se aprender. Isso vai lhe permitir conhecer os estímulos e, se houver, os riscos.

A chave, aqui, é estar presente, o que significa jogar junto (ou, pelo menos, tentar), assistir e pedir para explicar; e isso vale para jogos, aparelhos, computadores, redes sociais e brinquedos. Sempre que um adulto demonstra interesse genuíno e curiosidade com relação ao que a criança gosta, ela tende a ter prazer em compartilhar e explicar. Por outro lado, se deixarmos para fazer isso só lá na adolescência, fica bem mais difícil; por isso, vale a pena construir o diálogo e a cultura do compartilhamento desde a infância.

CONVERSANDO DESDE CEDO

Quantos anos seu filho tinha quando você explicou que era preciso olhar para os lados antes de atravessar a rua? Não foi logo antes do seu filho sair na rua sozinho pela primeira vez, né? E quando você explicou o que era bebida alcoólica? Certamente não foi no carro, a caminho da primeira festa. Do mesmo jeito, a gente tem que conversar sobre a vida digital desde pequeno, desde as primeiras vezes que ele interage com esse tipo de tecnologia e sempre que a oportunidade surge. É uma construção, não um curso intensivo de duas horas!

Precisamos ensinar também a criança a se monitorar. Ela precisa ir aprendendo a pensar: será que estou jogando há muito tempo? Como esse jogo ou aplicativo me faz sentir? Será que estou ficando irritado demais, ou deixando de fazer outras coisas que eu gosto ou preciso fazer para ficar jogando? Esses são sinais de que o uso precisa ser ajustado.

Cabe aqui também pensar sobre o olhar das crianças em relação aos seus cuidadores, pois os adultos que convivem com elas são seus modelos. Não adianta forçar um monte de regras para o uso de tecnologias se os pais não as seguem. Precisamos saber que as crianças estão sempre atentas aos adultos à sua volta, como eles agem e quais são seus comportamentos excessivos.

Tudo isso precisa ser adaptado a cada idade ao longo da infância, e a questão vai muito além de uma discussão sobre tempo de telas ou qual a idade adequada para ter o primeiro celular ou tablet – até porque não adianta a criança não ter seu próprio celular, mas usar os dos seus dos pais livremente. Em outras palavras, é preciso conversar e instruir com mais profundidade sobre uma vida digital saudável.

Mas o que seria uma vida digital saudável?

De novo: isso tudo é novidade no mundo. Nós não crescemos discutindo os malefícios e benefícios das redes sociais no almoço de família no domingo, mas isso é necessário agora. Todavia, podemos encarar o desafio e assumir essa responsabilidade juntos, até porque é nosso papel trazer esse costume para a mesa, para as conversas com as crianças, ensinando pouco a pouco as complexidades da vida (online e offline).

Vamos pensar em um exemplo: às vezes, pode ser difícil para crianças e adolescentes entenderem as consequências de seus atos no mundo virtual, especialmente se não foram eles que geraram o problema ou o conflito diretamente. Eles podem achar que não é culpa deles se apenas compartilham uma foto ou um vídeo inapropriado, mas, na verdade, todos os envolvidos na situação são responsáveis pelo problema. Se um adulto enviou um vídeo com conteúdo sexual ou de violência para um menor de idade, isso configura um crime, e todos aqueles que passaram adiante são cúmplices; nesse caso, os pais dos menores respondem legalmente pelos atos de seus filhos.

É sempre bom reforçar o lado positivo do mundo virtual também. Há riscos e perigos, mas também muitas vantagens e alegrias. Tudo é uma questão de equilíbrio! Lembre sua criança de como a tecnologia é útil para fazer contato com amigos e família, se divertir com jogos e aplicativos, pesquisar, aprender, trocar memes engraçados, ajudar quem precisa, para divulgação científica, como ferramenta para artistas (ilustradores, escritores, músicos e artesãos), como canal para serviços do governo e outras tantas possibilidades, muitas que ainda vão surgir.

Dentro e fora de casa

— Pai, sério mesmo que você estudava todos os dias, mesmo quando não tinha prova?

— Mas, Vitor, é que vocês estão tendo aulas online, e com certeza perdem muito conteúdo, então, vão ter que correr atrás!

Vitor resolve sentar-se no sofá. Ele encara o pai, que ainda está na mesa. A mãe já está se preparando para entrar em outra reunião de trabalho, lá no quarto. O pai está preocupado mesmo com a educação do filho. Não entendia como ele ia aprender olhando para uma tela por tanto tempo, sem professora e colegas por perto para interagir e conversar.

— Pai, me conta uma coisa: com a minha idade, o que você mais gostava de fazer?

O pai lembrou da sensação de jogar três horas seguidas de futebol sem dor em parte alguma do corpo. Agora, parecia que estava todo enferrujado e, principalmente, sem tempo para nada a não ser trabalhar ou cuidar da família. Logo lembrou que, com a idade de Vitor, foi quando gostou de alguém pela primeira vez e foi à sua primeira festa – que terminou bem cedo, pelas 23h, mas naquela época isso era incrível.

— Ahn... — *o pai não sabe o que dizer.*

— Está bem, não precisa responder — diz Vítor, percebendo o desconforto do pai. — Só imagina então que tem uma coisa de que você gosta muito e está ali no quarto. Eu aguentei a manhã inteira na aula e isso é muito chato! E, agora, depois do almoço, eu quero fazer alguma coisa de que gosto. Então, não vou gastar mais tempo estudando.

O pai decide seguir por um caminho diferente.

— Ninguém deveria passar mais de duas horas por dia na frente das telas. Eu li em um artigo...

— O mesmo artigo que diz que até os dois anos não se deve usar tela — Vitor completa. Já tinha ouvido essa recomendação mil vezes. — Depois dos *dois, é só uma hora, e dos seis aos dez pode uma hora e meia, blá, blá, blá... então, avisa a escola de que só em aula eu passo umas quatro ou cinco horas por dia no computador!*

— *Mas você sabe que esse negócio de jogo vicia, não é? Você não fala de outra coisa... A* OMS[1] *até já falou que existe dependência de jogos!*

— *A* OMS *também lançou uma campanha para todo mundo ficar em casa e jogar junto online!*

— *Mentira* — *diz o pai.*

Vitor dá de ombros.

— *Pode pesquisar.*

O pai já não sabe mais como discutir. Desesperado, apela para seus argumentos mais extremos:

— *Dizem que jogar demais causa depressão, ansiedade, déficit de atenção...*

Vítor, com toda serenidade, retruca:

— *Isso é só para quem já tem esses problemas; aí, sim, pode ficar viciado. Muitos youtubers já explicaram sobre isso. Faz tempo já.*

— *Está bem! Então vamos combinar uma coisa: você precisa sair mais. Ir para a rua!*

— *Para a rua, pai? Como eu vou sair no meio da pandemia?*

— *É, agora eu sei que não dá...*

---

1. Organização Mundial da Saúde.

MUITO ALÉM DO TEMPO DE TELAS

Uma vez, após uma palestra sobre vida digital em uma escola, um aluno nos disse: "Vocês acham mesmo que se a gente pudesse passar a tarde toda na praça jogando futebol, a gente não ia? Só que não pode".

Existe um contexto sociocultural hoje completamente diferente do passado. Nas grandes cidades, as crianças não são livres para sair sozinhas, mesmo que seja para ir à praça do outro lado da rua. Os pais têm muito medo (com razão) de deixar as crianças sem acompanhamento em lugares abertos. Além disso, as famílias estão menores, com menos irmãos ou até mesmo com filhos únicos. As crianças estão muito mais sozinhas, e, mesmo que quisessem, não conseguiriam viver como antigamente.

Embora cada família tenha uma realidade, uma história e uma condição sociocultural diferente, o mundo mudou, e esse novo contexto pode ser fonte de conflito entre as gerações por conta da dificuldade de os adultos (incluindo nós e você) entenderem essas mudanças. Uma coisa é certa: todos nós queremos proteger as crianças da violência urbana que, infelizmente, é um grande problema no Brasil, mas isso tudo gera novas rotinas, novos passatempos e novas maneiras de estudar, se divertir, brincar e interagir que também necessitam de nossa atenção.

Instituições como a Organização Mundial de Saúde (OMS), a Academia Americana de Pediatria (AAP), e, aqui no Brasil, a Sociedade Brasileira de Pediatria (SBP), desenvolveram recomendações sobre o tempo de tela adequado para crianças e adolescentes. Essas orientações têm como objetivo principal minimizar os riscos para a saúde física e mental relacionados ao uso das novas tecnologias. Mesmo considerando que cada família tem contextos e necessidades diferentes, essas referências podem ser úteis e ajudar muitas famílias em diferentes situações.

A OMS, por exemplo, indica que telas (televisão, celular, tablets etc.) não são recomendadas para crianças com menos de dois anos; já crianças entre 2 e 5 anos poderiam assistir, jogar e/ou interagir por, no máximo, 1 hora por dia. A partir daí, a recomendação é mais flexível, orientando que o foco seja no tempo de atividades não sedentárias até os 17 anos. Segundo a OMS, quanto maior o tempo de sedentarismo no dia a dia, maior o efeito negativo na qualidade do sono e na saúde física e mental.

Entretanto, o tempo de uso é só o começo, pois é só um dos elementos que envolvem o uso mais saudável possível das mídias digitais. Como ilustrado na história do Vitor, a necessidade de as crianças acompanharem as aulas de forma online durante a pandemia de covid-19 fez com que ficassem muito mais tempo em frente às telas do que seria usualmente recomendado. Propostas mais qualitativas nos convidam a pensar e adaptar essas ideias a cada situação. Nesse sentido, destacamos a recomendação da Academia Americana de Pediatria (AAP) de que cada família monte o seu Plano de Mídia Familiar (Family Media Plan), levando em conta as recomendações a seguir. Quanto mais cedo implementarmos esses cuidados, mais fácil vai ser fazer isso de maneira efetiva, e menor a resistência das crianças.

- **Co-Viewing e Co-playing:** assistir aos jogos e jogar com as crianças para promover momentos de supervisão, diálogo, interação e conexão. Esses são momentos muito ricos em que os pais podem observar a reação dos filhos aos diferentes conteúdos e formatos das atividades online.
- **Hora de dormir:** sugere-se desligar as telas 1 hora antes de dormir, já que o uso de aparelhos eletrônicos pode dificultar o início do sono. A frequência de luz azul emitida pela maioria das telas pode diminuir a liberação da melatonina, hormônio responsável pelo sono. Além disso, algumas atividades online podem ser muito estimulantes e atrapalhar a rotina de relaxamento necessária para descansar bem.
- **Limites:** considere estabelecer áreas sem tela, como os quartos e a mesa onde se realizam as refeições. Nesses momentos, deixe os aparelhos carregando em outro ambiente.
- **Momentos sem tela:** combine momentos em que as crianças não vão usar celulares, tablets e telas em geral, como no carro (exceto em viagens longas), hora da família (quando a família está junta em atividade coletiva), durante as refeições, ao caminhar na rua, durante o horário de aulas e quando estiverem fazendo lição de casa.
- **Diversidade:** variar o tipo do conteúdo, usando aplicativos educativos, fazendo chamadas de vídeo com amigos e família, conversando sobre o conteúdo dos jogos e programas, respeitando as indicações de faixa etária e incluindo as mídias digitais em atividades criativas (escrever, compor, desenhar, editar).

- **Equilíbrio:** para o desenvolvimento físico, emocional e social das crianças, é importante que se realizem atividades bastante diferentes. Por exemplo, criar mais tempo para ler, brincar ao ar livre, praticar esportes, brincar de faz de conta, estar com a família, dormir, jogar jogos de tabuleiro, estar com amigos e praticar *hobbies*.
- **Etiqueta:** usar as tecnologias digitais também é uma questão de educação. Alguns combinados podem incluir não ficar olhando ou escrevendo no celular enquanto conversa com outra pessoa (se for urgente, pedir "com licença") e não manter o celular na mesa (ou debaixo da mesa!) durante as refeições.
- **Cidadania digital:** contar aos pais ou adultos responsáveis se receber alguma mensagem ou foto que lhe deixe desconfortável; nunca compartilhar fotos, vídeos ou arquivos de outra pessoa sem permissão; não ser rude ou cruel no ambiente online, assim como não deveria ser offline; apoiar outras pessoas online que estiverem sofrendo com algum desconforto; contar aos adultos responsáveis se souber que alguém está sofrendo *bullying* ou sendo desrespeitado ou atacado.
- **Segurança:** não compartilhar senha, dados de acesso ou fotos privadas; adultos, crianças e adolescentes devem revisar as opções de privacidade de sites, jogos e aplicativos; além disso, crianças não devem conversar e fazer amizades com pessoas desconhecidas no ambiente online e, também, não usar o celular enquanto anda na rua, muito menos ao atravessá-la!

Sabemos que as pessoas são diferentes, e essas indicações não devem ser o único parâmetro. Em outras palavras, o ser humano é complexo, e temos de considerar o melhor possível que cada família consegue fazer: algumas têm mais de um filho, outras somente um, algumas contam com babá ou familiares para ajudar, outras não têm muito tempo disponível para brincar, enquanto algumas são mais livres para se dedicar aos filhos e suas rotinas. Cada família tem suas necessidades e possibilidades; sendo assim, o importante é estar envolvido, refletir e fazer o melhor possível para o seu contexto familiar. É injusto criar regras iguais para todo mundo em um país como o Brasil, com realidades tão diferentes, e mais injusto ainda julgar os outros tendo apenas o tempo de tela como referência.

Além do tempo, considere quais são os "momentos sagrados" quando ninguém vai usar tecnologias digitais. Talvez seja na hora das refeições, ou quando todo mundo chega da escola e do trabalho. Momentos em que todo mundo brinca junto, ou na hora de visitar os avós, na hora do esporte ou da praça: situações em que ninguém usa a tecnologia simplesmente porque ela vai atrapalhar.

Lembre-se de que os hábitos e valores das crianças também são construídos quando elas observam os adultos, então seja consistente, tendo em mente que, se você proíbe o uso do celular em algum momento, em algumas situações isso pode valer para você também.

Dá para ver que o tempo de tela é só um dos elementos nessa equação. Portanto, não transmita uma mensagem confusa. Não adianta brigar com uma criança de oito anos para que fique menos no tempo YouTube ou no videogame se, quando ela tinha dois anos, você ficava com o olhar grudado na tela do celular enquanto ela brincava na pracinha ou montava um quebra-cabeça. Você não estava de fato presente naquele momento, e a criança vai internalizar essa "prioridade" e pensar: "o que tem de tão interessante naquele aparelhinho que atrai toda a atenção do adulto o tempo inteiro?" Ela mal pode esperar para ter o dela também! A tecnologia é apenas uma das áreas da vida de uma criança, assim como artes, esportes, conversas, amigos, atividades ao ar livre. Quando os filhos pequenos estão superengajados em outras atividades que não o uso de tecnologia – inventando histórias, lendo, brincando de faz de conta, montando Lego®, desenhando –, são esses os momentos em que você também deve interagir, brincar, explorar, conversar e observar. O olhar e a presença são importantes de verdade, porque dão base e segurança para a criança. As redes sociais podem ser divertidas, mas lembre-se de que tem uma criança ao seu lado, entendendo você como um modelo e desejando seu olhar e sua interação.

Tempo de telas é um conceito muito amplo e que tem uma importância maior com crianças menores, porque é um tempo em que não se está fazendo outras atividades. Quanto menor a criança, maior é a importância dessas outras atividades para o desenvolvimento usual: sono, alimentação, convívio com adultos (principalmente seus pais e cuidadores, com quem ela tem mais afeto) e outras crianças. Também é importante considerar a realização de atividades físicas, porque o aprendizado, a experimentação e o crescimento dependem muito do estímulo físico para que aconteçam de modo eficiente.

Porém, tempo é menos importante que qualidade. O que a criança está fazendo online e digitalmente, e com qual finalidade? Nesse caso, é melhor pensar de maneira qualitativa: quais os benefícios e problemas desse uso de tecnologias digitais para a criança? Quanto menor a criança, mais importante ainda é a presença e acompanhamento de um adulto, especialmente quando o aparelho não tem nenhum dispositivo ou função de controle parental.

Mesmo que o tempo de uso seja pequeno, o dano é grande se o conteúdo ou mecânica for inadequada para a idade, gerando angústia, ansiedade, confusão e medo. A criança não consegue definir ou articular o que está causando esse desconforto. Sem a presença do adulto responsável para mediar, perdemos essas informações e a oportunidade de estabelecer diálogo e conexão.

Durante a pandemia de covid-19, nos períodos de isolamento, em que escolas e empresas estavam fechadas, criou-se uma necessidade de manter contato com os amigos e familiares, e a única maneira de fazer isso era online. Isso pode ter bagunçado uma série de recomendações sobre tempo de tela, mas supriu uma necessidade importante. O que as crianças teriam feito em um período pré-internet, sem videogame, tablet, WhatsApp ou chamadas de vídeo, trancadas em casa sem poder jogar, brincar, trocar experiências e ver que as outras crianças também existiam e estavam felizes ou tristes naquele momento? Além disso, é muito importante para o desenvolvimento relacionar-se com pessoas da mesma idade, mesmo que de forma virtual.

A pandemia mudou a vida das crianças e a de todo mundo, independentemente da idade. Tivemos um aumento de consumo de todas as mídias digitais existentes: jogos, redes sociais, serviços de *streaming* de vídeo e áudio, e muito desse uso em diferentes momentos pode ter sido decorrente da necessidade de mudar o foco dos pensamentos em face de tanta incerteza e insegurança. Todo mundo sentiu uma necessidade de aliviar esse estresse, e as mídias digitais foram atividades possíveis que não comprometiam o distanciamento social recomendado. Observamos uma diminuição geral do bem-estar e um aumento nos conflitos familiares nesse período, mas a cultura, a arte e a tecnologia ajudaram a suprir essas necessidades e acalmar as angústias.

Um desafio

Vítor resolve desafiar o pai.

— Então tá. Vamos deixar combinado: quando a pandemia passar, eu vou poder jogar bola no parque? Pegar um ônibus até lá e jogar bola com quem estiver jogando?

— Espera. A gente te leva — responde o pai. — Podemos combinar com os pais dos seus amigos.

— Às vezes eu acho que vocês preferem que eu fique em casa mesmo. Não posso sair, não posso ver ninguém. Não tenho culpa de que agora eu gosto de ficar aqui.

O pai suspira, pensa um pouco. Ele se sente velho, cansado, como se o prazo de validade tivesse expirado. Mas talvez tivesse um jeito de se aproximar do filho.

— Eu tenho uns minutos agora — diz o pai. — Me mostra como é esse seu jogo.

Vítor não acredita. Fazia anos que ele tentava mostrar para o pai os cenários do Fortnite, as skins que ele colecionou, os nomes de usuário malucos dos seus amigos. Vitor tinha ficado muito bom no jogo ultimamente. Mas o pai estava sempre cansado, desinteressado. Dava pra ver que ele achava tudo aquilo um saco.

Vítor se empolga e diz:

— Vou te mostrar uns canais no Twitch, então!

— Mas o jogo é no Twitter?

Vitor sorri e já vai ligando o tablet, abrindo o aplicativo do Twitch. Ele levanta e senta ao lado do pai à mesa.

— Não, pai. No Twitch tem uns vídeos que mostram os caras jogando online. Estes aqui são muito bons. Este aqui deu rage semana passada...

— Deu o quê?

— Deu rage, teve um ataque de raiva. O cara ficou muito louco e quebrou o teclado!

— Ele quebrou o teclado? Mas então é um descontrolado!

— Para, pai. E o futebol? Todo mundo que já deu um grito quando tava assistindo ou meteu um carrinho por trás na partida é descontrolado também?

O pai fica quieto. Ele mesmo ficava bem empolgado e até um pouco alterado assistindo ao futebol.

Depois Vitor liga o videogame do quarto para mostrar o jogo para o pai. A partida começa com cem pessoas. O pai não entende muito bem. Quem são eles? Qual o objetivo do jogo? Por que não acaba nunca? Por que tudo é tão rápido? Não dá pra acompanhar nada! O pai tem a sensação de que Vitor devia ter coisas melhores para fazer com essa idade, mas dessa vez não diz nada. Decide vibrar com o filho por cada pessoa que ele elimina do jogo, decide se divertir com suas novas skins dos Vingadores, se emocionar por surfar em um meteoro e por saltar de um ônibus preso em um balão.

Até que era bem divertido, depois que se entendia melhor como funcionava. Vítor reconhece o esforço e o sorriso do pai ao lhe assistir e pergunta:

— *Pai, já liberaram a quadra do prédio?*

— *Ainda não. Por quê?*

— *Quando liberarem, vamos descer pra jogar um pouco?*

Eles se abraçam. É bom, é seguro. Vitor se sente protegido, aliviado, não se sente sozinho.

Lá de longe ele escuta a voz do pai: Vitor... Vitor... Vitor!

O garoto acorda da sua divagação e olha para o pai. Eles ainda estão na mesa, terminando a refeição.

— *Filho, o que você vai fazer depois do almoço?*

— *Vou jogar.*

— *Por que você não vai ler um livro?*

Vítor percebe que há tempos não viajava em sua própria mente assim. Na semana passada, seus pais haviam proibido o uso de celulares e tablets na mesa. Disseram que seria hora para toda a família estar junto e conversar. Há tempos a imaginação de Vítor não voava tão longe. Quem sabe os pais não estavam totalmente errados sobre as telas?

– Boa ideia – diz Vitor. – Mas, primeiro, eu quero te mostrar um jogo.

"Se quisermos conviver com a tecnologia da melhor forma possível, precisamos reconhecer que o que importa, acima de tudo, não são os dispositivos individuais que utilizamos, mas as experiências humanas que eles são capazes de criar."

TOM CHATFIELD,
escritor e filósofo da tecnologia

CAPÍTULO 2

A CRIANÇA

É preciso flexibilidade e empatia para entender que a infância é diferente para cada pessoa. Quando nos apaixonamos por teorias e receitas prontas, não oferecemos aquilo que a criança necessita. O cuidado de cada criança não apenas pode, como deve, ser customizado. E isso dá muito mais trabalho!

Outro ponto importante é a necessidade de os adultos olharem para si mesmos. O que eu dou pro meu filho é realmente o que ele precisa, ou é o que eu gostaria que meus pais tivessem feito? Essa diferenciação é muito importante para tomadas de decisão conscientes, pois é preciso conhecer a pessoa que estamos cuidando e educando para entender suas potencialidades e necessidades.

Ao ler este capítulo, lembre-se das diferenças entre cada pessoa e contexto. Um dos nossos pontos principais aqui é a importância dessa reflexão inicial: quem é esta criança? Onde e como ela vive? Como se sente? O que funciona melhor para esta família em particular, neste momento de suas vidas?

A partir desse olhar individualizado e também das evidências científicas é que vamos oferecer ideias que conectam o desenvolvimento da criança com o uso de tecnologias digitais. A revolução digital ainda é recente e isso nos traz uma série de situações novas. Estamos juntos nesse barco: mães, pais, avôs, avós, professores e educadores, psicólogos, médicos, cuidadores, todos explorando um novo território cheio de maravilhas e desafios.

Por que é importante falar sobre isso agora? Porque as bases da personalidade (forma de comportamento habitual da pessoa) se desenvolvem ainda na infância: criatividade, curiosidade, sociabilidade, autoconfiança, espontaneidade, perseverança e capacidade de autorregulação emocional seriam alguns exemplos de características que se ancoram fortemente nas vivências da criança em seu ambiente. Os hábitos e estilo de vida vão se consolidando em seguida. Assim, se os adultos ajudarem as crianças a navegar melhor pelo mundo (incluindo o mundo digital), estimularemos uma adolescência e uma vida adulta mais saudável e feliz.

Surpresa

O tempo passou e, com as restrições impostas pela pandemia já flexibilizadas, a família toda estava reunida depois do almoço de sábado na casa dos avós. Vitor e Sofia, sua irmã de sete anos, queriam assistir à televisão, mas o avô Carlos e a avó Ana disseram que tinham uma surpresa. Os pais de Vitor e Sofia trocaram um olhar quando ouviram a novidade, pois não sabiam de nenhum presente.

O avô Carlos veio do quarto com duas caixas um pouco maiores que um livro, embrulhadas em papel colorido. Ele estava muito animado e a avó Ana sorria.

— Mas não é Natal ainda! — indagou Sofia.

— Faltam duas semanas! — afirmou Vitor.

— É que nós vamos viajar, lembram? — disse a avó Ana. — Não vamos estar aqui no Natal. Então, o Papai Noel resolveu adiantar esses presentes.

— Vamos, abram logo! — disse o avô.

As crianças rasgaram os pacotes bem rápido. Vítor deu um grito de felicidade e correu para abraçar os avós. Sofia parecia incrédula.

— É um tablet?! — perguntou, olhando para a caixa, mal contendo a animação.

— É! Um pra cada um. Dá pra jogar, fazer chamada de vídeo, entrar na internet... — respondeu o avô.

— A gente sabe o que é um tablet, vô! — Sofia riu.

Os pais de Sofia e Vitor suspiraram e, de novo, trocaram um olhar em silêncio. Seria melhor que soubessem dos presentes antes. Afinal, vinham discutindo com Vitor sobre o tempo que passava no celular e no videogame. E agora mais essa!

ETAPAS DO DESENVOLVIMENTO INFANTIL

As etapas da infância já estão bem documentadas em livros sobre desenvolvimento infantil. Por isso, neste capítulo vamos relembrar os pontos mais importantes e, depois, partir para o assunto principal:

a interação entre desenvolvimento da criança e o uso das tecnologias digitais.

Uma maneira simples de entender a infância é dividi-la em três grandes momentos. A primeira é de 0 a 3 anos; a segunda, dos 3 aos 6 anos; e a terceira, dos 6 aos 12 anos. A partir daí, a criança vai entrando na adolescência. Isso tudo falando de maneira geral, porque o desenvolvimento mental, emocional e físico tem ritmos e características diferentes para cada um.

Durante o período fetal e os primeiros anos de vida, o desenvolvimento do cérebro acontece em grande velocidade. São inúmeros circuitos neuronais sendo criados, que geram várias formas de amadurecimento e adaptação. Em termos técnicos, é uma fase em que o cérebro é extremamente plástico, flexível, adaptável e responsivo às experiências vividas pela criança. Portanto, isso a torna mais vulnerável tanto às boas experiências (principalmente se vivenciadas em um ambiente com cuidadores amorosos, presentes e que transmitem segurança), quanto às experiências ruins (sobretudo a convivência com pessoas que não cuidam ou que maltratam).

O ambiente bom e seguro, o que inclui uma relação saudável entre pais e filhos, favorece o desenvolvimento neurológico usual, bem como a capacidade de lidar com as dificuldades ao longo da vida. Embora o impacto da qualidade da relação da criança com pais ou cuidadores seja inegável, ainda temos muito a aprender sobre as relações de afeto e segurança entre as crianças e seus cuidadores. Claro que existe a genética como base, mas até mesmo a expressão dos genes pode ser influenciada pelo impacto do ambiente onde a criança vive. É como se alguns genes presentes no indivíduo pudessem ser ativados ou desativados conforme as experiências vividas e, assim, aumentam ou diminuem o risco para alguns transtornos mentais.

O desenvolvimento infantil já foi muito estudado, e é por isso que existem muitas teorias para compreender a infância e suas diferentes etapas. Dependendo da linha de estudo de cada pensador, as teorias recebem características diferentes, mas isso não é um problema quando pensamos na ciência. O que é comum entre todas as abordagens é a importância da interação da criança com a sua família.

Sigmund Freud, pai da psicanálise, dizia que a criança busca alcançar algum objetivo ou habilidade movida por uma necessidade interna. Em especial, os primeiros seis anos de vida seriam uma fase fundamental para o desenvolvimento da personalidade, sendo que os recursos de que a criança dispõe para esse processo sofre grande impacto das primeiras experiências familiares. Existem outras teorias, como a Teoria do Desenvolvimento Psicossocial, do psicanalista Erik Erikson, que descreve a aquisição de habilidades como algo que se desenvolve a partir do ambiente em que a criança vive. O cientista suíço Jean Piaget, por outro lado, compreendia a evolução das capacidades da criança a partir da sua própria exploração do ambiente – conforme vai explorando, a complexidade de suas habilidades vai crescendo.

Calma, não precisa decorar todos esses nomes e teorias. Basta pegar a ideia geral do desenvolvimento. De maneira bem ampla, podemos resumir essas ideias dizendo que o desenvolvimento da criança acontece em uma interação constante entre genética e ambiente, especialmente por meio das interações sociais, sendo a relação com os cuidadores a mais importante.

Atualmente, existe um consenso quanto à importância da presença afetiva e constante dos pais ou cuidadores na rotina da criança. Nos primeiros anos de vida, o investimento de tempo e esforço nas relações afetivas tem forte influência no desenvolvimento cognitivo (processos de aprendizagem e capacidade de compreensão) e emocional. Quanto menor a idade, maior é a influência que a família exerce na vida da criança.

O afeto e a atenção recebidos impactam diretamente na autoestima e transmitem segurança para que a criança se arrisque em novas experiências e tolere melhor as falhas e frustrações. Além disso, o estímulo ao aprendizado, se feito de forma amorosa, vincula a aquisição de conhecimento a uma experiência boa, o que se reproduz ao longo da vida.

Atender às necessidades emocionais e físicas das crianças aproxima os cuidadores delas. É um investimento fundamental na formação dos vínculos afetivos. Essas interações acontecem justamente na rotina familiar, nas oportunidades do dia a dia. Para a criança pequena, o grande impulsionador do desenvolvimento é a *conexão emocional*.

Constrói-se então uma relação de confiança e carinho, de modo que, quando a criança começa a ter acesso aos dispositivos eletrônicos e internet, o vínculo com os pais e cuidadores se torna a principal proteção contra problemas relacionados ao uso da tecnologia. Além disso, cuidadores presentes, que conhecem bem seus filhos, podem perceber com muito mais facilidade quando algo diferente está acontecendo na vida deles (como *bullying* ou outras situações estressantes) e conseguem se aproximar melhor, conversar e compreender o que pode estar se passando.

Desligar é difícil

— *Sofia, vem almoçar! – chamou a mãe.*

Só as duas estavam em casa. Vitor ia almoçar na escola com os amigos, e o pai de Sofia andava muito ocupado no trabalho e só voltaria à noite.

— *Sofia! – gritou Melissa, mais incisiva.*

A menina estava no quarto e parecia nem ter escutado. Estava grudada no tablet, de novo. Sua mãe tinha feito o almoço correndo porque precisou passar a manhã inteira revisando umas planilhas no computador. Não teve muita escolha a não ser deixar a filha usar os eletrônicos à vontade, para que tivesse tempo de terminar suas tarefas.

Melissa foi até o quarto. Sofia estava deitada no chão, assistindo a um vídeo com o volume bem alto.

— *Só um pouquinho, mãe, já vai acabar! — implorou a filha, sem erguer os olhos da tela.*

— *Agora, filha. Eu estou te chamando há um tempão! A gente tem que sair rápido depois do almoço pra você ir à escola.*

Melissa ficou ali parada, esperando uma resposta. Um minuto se passou e nada. Gentilmente, ela se abaixou e tirou o tablet das mãos da filha, mas Sofia resistiu.

— Não! Não acabou ainda! Depois eu não vou saber onde parei!

Ela puxava o tablet de volta, mas a mãe ficou firme.

— Sofia! É só um vídeo, você continua depois!

Conseguiu a muito custo tirar o aparelho das mãos da filha, mas Sofia estava muito irritada. Levantou-se, bateu o pé no chão e gritou:

— É meu tablet e meu quarto! Você não pode arrancar da minha mão assim!

E saiu correndo para o banheiro, batendo a porta com força. Melissa abaixou o volume, apertou o pause e suspirou, cansada e irritada. Era sempre assim toda vez que Sofia tinha que largar o tablet. Por um momento, Melissa quis jogar o aparelhinho na parede ou nunca mais devolver. Tinha que ter um jeito mais fácil de fazer isso.

APRESENTANDO TECNOLOGIAS PARA AS CRIANÇAS

Muitos pais sentem que, se não proporcionarem aos filhos oportunidades de contato com a tecnologia desde cedo, lhes privarão de melhores oportunidades profissionais no futuro. Isso se dá por uma ideia superficial de que, quanto mais cedo for o contato com as tecnologias, mais facilidade eles terão para aprender a usá-las. Mas não é bem assim.

É comum se preocupar com o futuro, desejando que os filhos sejam muito inteligentes e se destaquem das demais crianças. Parece haver até uma competição entre mães e pais com relação a isso, o que pode gerar uma hiperestimulação das crianças. Na prática, nem sempre estão estimulando de fato, mas atropelando as etapas do desenvolvimento.

Na primeira infância, isto é, até os três anos de idade, os benefícios do uso das mídias digitais para o aprendizado das crianças ainda não são muito conhecidos. Em alguns momentos, elas podem até atrapalhar. Essa preocupação aparece muito em nossos consultórios e é parecida com o estímulo à alfabetização precoce. Geralmente, os pais se preocupam com a idade em que a criança é alfabetizada, como se começar cedo fosse dar uma vantagem a ela. Na verdade, respeitando os marcos do desenvolvimento, pouco interfere no futuro da criança se ela aprendeu a ler aos cinco, seis ou sete anos. O processo é semelhante com o uso da tecnologia.

Ao colocarmos na balança os benefícios e os possíveis riscos de introduzir a tecnologia precocemente, o resultado tende a ser mais negativo do que positivo. O desenvolvimento da linguagem (capacidade de compreender e se comunicar de forma verbal e não verbal) é muito importante, e se dá essencialmente por meio da interação com os cuidadores. Se o uso das mídias digitais dilui esses momentos interativos, podemos ter prejuízos significativos na evolução dessa habilidade.

As mídias digitais podem impactar essa interação de diversas formas: quando a criança passa seu tempo com o dispositivo digital e não com os cuidadores; quando os adultos estão presentes no dia a dia da criança de modo parcial, porque interagem com ela ao mesmo tempo que usam algum dispositivo digital; ou, ainda, quando acabam sendo distraídos por alguma tecnologia que nem estão usando direito (por exemplo, uma TV ligada na sala sem ninguém assistindo ou o som constante das notificações do celular). Essas situações (chamadas também de *background media*), mesmo que breves, podem desviar a atenção tanto da criança quanto do cuidador, o que interfere na qualidade do momento interativo.

Além de interferir e diluir a conexão com os cuidadores, a mídia digital também pode competir com os outros brinquedos da criança, diminuindo sua duração. Uma brincadeira sustentada exige atenção e tempo, e é fundamental para a aquisição de novas habilidades em diversas áreas, como a socioemocional. Os pais têm se queixado cada vez mais de que seus filhos estão menos pacientes, com capacidade reduzida de atenção, entediados, sempre querendo outras coisas, outros estímulos.

A capacidade de atenção dos bebês e das crianças pequenas ainda está em desenvolvimento e é, portanto, menor do que a de crianças maiores. Um exemplo: por volta dos dezoito meses, as crianças são capazes de lembrar de breves sequências de imagens e palavras, mas não mais do que isso. A compreensão de um vídeo, por exemplo, tende a ser bem limitada e muito pouco agrega no aprendizado, justamente pela menor capacidade das crianças dessa idade de guardar esse tipo de informação.

Antes dos dois anos, a compreensão de vídeos assistidos é muito menor do que a de experiências ao vivo, mas a criança pode conseguir aproveitar um pouco mais se a experiência digital for similar a uma interação presencial, como uma chamada de vídeo com os familiares. Isso é muito mais benéfico do que assistir passivamente à televisão (mesmo que sejam canais "educativos"). Nesse período, (dos 12 aos 24 meses), a criança aprende muito mais por meio de interações ao vivo do que usando mídias digitais.

A partir dos dois anos de vida, a criança consegue compreender melhor alguns conteúdos específicos para a idade, tendo assim algum benefício no desenvolvimento da linguagem. Nessa idade, a mídia digital já pode ser uma ferramenta de aprendizado, embora até os cinco anos o aprendizado ainda seja muito maior através de interações presenciais.

Por volta dos cinco anos, já se observa uma maior capacidade de sustentar a atenção, refletindo uma crescente habilidade de entender conteúdos diferentes (desde que adequados para a idade). Assim que as crianças são capazes de prestar mais atenção e entender o que estão vendo, os vídeos começam a influenciar o conhecimento infantil e, consequentemente, o desenvolvimento cognitivo de maneira geral. Vídeos educativos de qualidade assistidos a partir dos 2 anos estão associados a um melhor rendimento escolar, benefício que se observa até o Ensino Médio. Mas atenção: as crianças pequenas estão muito abertas ao mundo à sua volta, tentando absorver tudo; nesse sentido, alguns vídeos e conteúdos são tão cheios de efeitos de luz, cores e sons, que desviam o foco constantemente e acabam atrapalhando muito a compreensão!

É comum que, a partir dos 6 anos, as crianças se interessem predominantemente por vídeos e aplicativos de entretenimento. Dependendo da sua natureza, isso pode trazer impactos positivos ou negativos para a cognição. Material violento ou sexual inadequado para a idade geralmente desperta bastante angústia (que aparece muitas vezes na forma de pesadelos, agitação, dificuldade de concentração e agressividade), pois as crianças ainda não dispõem de maturidade suficiente para compreendê-lo e processá-lo.

Então, se por um lado o conteúdo educativo de qualidade e adequado para a idade tem efeitos positivos que se acumulam e se mantêm ao longo do tempo, o mesmo vale com relação ao conteúdo inadequado, que gera efeitos negativos que podem ser observados nos anos seguintes. Quanto menor a criança, maior a necessidade da presença física e da conexão emocional com os cuidadores para o melhor aproveitamento das experiências. Isso reforça a ideia da supervisão e atenção interessada pelo que a criança faz.

Para aproveitar melhor a experiência com as mídias eletrônicas, a presença parental efetiva ajuda a criança a compreender e, consequentemente, aprender, o que auxilia no desenvolvimento cognitivo. A própria vivência interativa com os cuidadores também favorece muito esse processo.

O desenvolvimento cognitivo adequado é importante para a aquisição de inúmeras habilidades, dentre elas uma melhor capacidade de regulação emocional, pois isso envolve elementos de atenção, memória e controle de impulsos. A autorregulação é muito importante para ajudar a lidar com os sentimentos de forma que a pessoa não seja "tomada" por eles, podendo se adaptar a diferentes situações e sofrendo menos com elas. Isso torna possível realizar tarefas de maneira mais organizada e se relacionar melhor com os outros. Essa é uma capacidade que acontece por meio da corregulação, ou seja, a partir da relação (e regulação) da criança com outras pessoas é que ela aprende a se autorregular.

Mesmo os adultos têm dificuldade em assistir a um filme mais longo ou em ler um livro por um tempo prolongado sem consultar o celular. É comum que as crianças façam isso também, estimuladas por várias fontes ao mesmo tempo (tablet, várias abas no navegador, televisão, música, videogame...). Isso é um reflexo do nosso uso das tecnologias e que estimula uma "atenção parcial contínua", ou seja, a atenção constantemente dividida, ou uma falta de profundidade na concentração durante a interação com o ambiente onde estamos, com a tarefa que estamos fazendo ou com outras pessoas. É muita informação ao mesmo tempo, e aí fica difícil absorver tudo, e isso pode tornar as experiências mais superficiais.

EQUILIBRANDO ATIVIDADES

Existem muitas atividades importantes para o desenvolvimento cognitivo e emocional da criança – jogar, praticar esportes, brincar ao ar livre, conviver com a família e amigos, se alimentar adequadamente, frequentar a escola, dormir. É possível encontrar espaço na rotina para usar mídias digitais sem tirar espaço das demais atividades, e esse é um ótimo começo – desde que se encontre um equilíbrio entre um "sedentarismo digital" e uma agenda superlotada.

No período pré-escolar, por exemplo, não é importante saber ler, mas sim receber afeto – isso sim é positivo para o desenvolvimento emocional e cognitivo. É o momento para a criança criar as bases para ser estimulada academicamente na fase seguinte, a escolar. Vemos crianças com excesso de atividades: escola, futebol, natação, inglês, robótica, programas educativos... Propostas ótimas, mas o problema é quando elas tomam totalmente o tempo da criança, não sobrando espaço para brincar livremente, jogar, estar com família e amigos, estudar e dormir. Até o tédio tem o seu papel!

Proibir completamente o uso dos dispositivos digitais não parece ser uma alternativa muito razoável, uma vez que as crianças podem de fato aprender com eles. Além disso, usados de maneira adequada, podem funcionar como mais uma forma de interação com a família e com os amigos. Para as crianças pequenas, *não usar* dispositivos digitais não parece trazer prejuízo. Entretanto, para as crianças maiores, o conhecimento das mídias digitais atua também na inserção social (as pesquisas nesse ponto ainda são escassas, mas é algo que vemos na prática clínica).

Nesse sentido, o bloqueio completo do acesso à tecnologia não é a melhor recomendação. O que percebemos é que, no contexto da infância, sempre que vamos aos extremos, tanto de *permissividade* quanto de *autoritarismo*, corremos o risco de acabar negligenciando as necessidades das crianças. Tanto os pais que deixam os filhos usarem tecnologia o tempo todo quanto aqueles que não deixam usar nada acabam colocando as crianças em um lugar de *desproteção*, ou seja, onde não têm orientação suficiente nem a segurança decorrente de regras coerentes.

É cada vez menos realista pensar que podemos controlar tudo que as crianças acessam. À medida que os filhos vão crescendo, naturalmente ficam cada vez menos com os pais – eles passam mais tempo na escola e com os amigos. Assim, precisamos compreender que o melhor caminho é orientar, desde cedo, para o uso saudável de telas, de modo preventivo, e não tentar controlar tal uso por completo.

É muito difícil que as crianças pequenas se autorregulem quanto ao tempo e à intensidade de uso, mas é possível conversar com elas em outros momentos para avaliar como se sentem. "Será que você está usando o tablet por tempo demais? Não cansa a mão, o braço? Está sentindo dor de cabeça, dor nos ombros ou pescoço?" Como qualquer atividade prolongada e repetida, o uso de celulares, tablets, computadores e videogames pode ter consequências físicas, e isso vale para todos nós! Por meio da conversa, é possível começar a perceber – e as crianças também conseguem – o que não está funcionando e o que se pode fazer para melhorar. Para ajudar nesse sentido, apresentamos a seguir algumas ideias.

Ideias de brincadeiras para crianças de todas as idades

(É mais legal ainda quando adultos brincam junto.)

- Jogos de tabuleiro
- Brincar de faz de conta
- Brincar de bonecas e bonecos
- Dançar (crianças e adultos podem se alternar na escolha da música!)
- Construir usando blocos de montar
- Inventar jogos ou desafios usando brinquedos e materiais que tiver em casa
- Experimentar fantasias de personagens
- Colorir e desenhar
- Montar quebra-cabeça
- Inventar histórias improvisadas
- Tocar um instrumento e cantar
- Jogar bola ou praticar um esporte
- Passear com os pets
- Brincar de massinha de modelar, *slime* e semelhantes
- Ir ao parque
- Montar um forte ou barraca com cobertas e lençóis
- Ler livros ou gibis
- Brincar de salão de beleza

O sono é um momento importante, mais ainda para os pequenos. Entretanto, dormir não tem sido muito valorizado na nossa cultura, e muitas vezes é erroneamente visto como algo supérfluo, que atrapalha a produtividade e diminui o tempo de se aproveitar a vida. O uso de dispositivos eletrônicos à noite pode agitar a criança, fazendo com que ela leve mais tempo pra desacelerar e adormecer. O acesso a conteúdos inadequados para sua idade, muito estimulantes ou até mesmo assustadores, pode causar ansiedade e atrapalhar o sono. Outra questão é que a melatonina, ou "hormônio do sono", é liberada quando há menos luz (por isso dormimos à noite), então a própria luz dos celulares, tablets e telas em geral pode interferir diretamente na rotina da hora de dormir, mesmo com os filtros de cor disponíveis em alguns aparelhos.

As atividades ao ar livre são importantes para que a criança pegue sol, porque a luz solar permite o bom desenvolvimento do olho, reduzindo o risco de miopia (que tem crescido muito entre as crianças), além de também ser essencial para a produção de vitamina D, tão importante para o crescimento ósseo adequado. Além disso, o déficit de vitamina D também está associado a outros problemas de saúde, como alterações no sistema imunológico e doenças respiratórias. A desregulação da melatonina também parece estar associada a obesidade e depressão. Ou seja, os riscos vão muito além do crescimento ósseo e da função muscular, como se acreditava antes.

O aumento excessivo de peso é uma realidade entre crianças, mesmo as pequenas. Nesse sentido, sedentarismo, rotinas desequilibradas, com muito espaço para atividades passivas, sem movimentação, sem sair de casa, sem atividade física e com alimentação inadequada podem colaborar para um quadro de obesidade, que pode levar, por sua vez, a uma série de outros problemas de saúde física e mental.

Portanto, regras e limites são mais que necessários, mas precisam ser estáveis e persistentes para que possam fazer sentido; para funcionarem é preciso clareza, objetividade, estabilidade, combinações antecipadas e bem estabelecidas sobre os dispositivos, conteúdos, horários, tempo, quando pode e quando não pode. Lembre-se de que todo o aprendizado (inclusive de regras) precisa de repetição para que a criança entenda melhor. Talvez você precise insistir e explicar várias vezes por que não é legal assistir à televisão ou mexer no celular durante as refeições, por exemplo. Para isso, será necessário que seja persistente e coerente.

Exaustão e frustração

À noite, depois de um dia de escola e trabalho, a família toda estava exausta: a rotina corrida de arrumar a casa, comer correndo, andar de carro para cima e para baixo, engarrafamento na ida e na volta era muito exigente...

Todo mundo já tinha jantado, e cada um estava em um canto diferente da casa. Vitor, como sempre, em seu quarto, e o pai, Rafael, de volta ao computador no escritório. A pequena Sofia e a mãe estavam na sala, cada uma com o seu dispositivo eletrônico: Sofia jogava no tablet, cada vez mais frustrada porque não estava conseguindo passar de uma fase; e Melissa presa em um círculo vicioso de olhar mensagens no celular, postagens nas redes sociais e e-mails.

— Mãe, posso gastar dez reais aqui no jogo? — perguntou Sofia.

— Quê? No jogo? Para quê?

— Para desbloquear um personagem. Aí vou conseguir passar dessa fase.

— Não, filha, nada de gastar.

— Ah, mãe, deixa. São só dez reais! Todos os meus amigos têm esse personagem!

— Não — disse Melissa, sem tirar o olho do celular. Por um momento, passou pela sua cabeça a lembrança de notícias sobre crianças que gastaram milhares de Reais no cartão dos pais em itens de jogos. Será que os dados do cartão estavam nos aparelhos? Ela precisava conferir depois.

Sofia ficou olhando para a mãe. Ela nunca jogava nada. Os adultos eram estranhos. Gostavam de mexer no celular para ficar lendo mensagens de texto e olhando fotos. Nem vídeos no YouTube a mãe via!

Sofia voltou para o jogo e resmungou quando morreu de novo. E de novo, e de novo. Ficou com muita raiva. Por que ela era tão ruim? Apertou as bordas do tablet com força, com vontade de quebrar aquele troço no meio! Tentou mais uma vez. Morreu de novo. Deu um grito de raiva e largou o tablet no chão.

— Sofia! Assim vai quebrar!

— Não dá, mãe, eu não consigo! Eu fico tentando, tentando, e não consigo!

As lágrimas escorriam pelo rosto da menina. A mãe largou o celular no sofá, sentou-se ao seu lado e a abraçou.

— Que isso, filha, não chora... é só um jogo...

— *Todo mundo consegue e eu não. Minhas amigas já estão lá na frente e só eu não consigo passar.*

Melissa não sabia bem o que fazer. Não sabia que a filha se importava tanto assim. Na verdade, achava que os games eram coisa de menino e não precisaria se preocupar muito com esse comportamento da filha. Mas, pensando bem, ela vinha mesmo falando direto sobre esse jogo. Os personagens, as fases e o que dava para desbloquear com dinheiro do jogo e com dinheiro de verdade, mas Melissa não entendia muito. Sua própria experiência com games tinha sido jogar Super Mario no videogame do primo quando era criança.

— *Tenho uma ideia, filha* — *disse Melissa.* — *Que tal você desligar o tablet agora e tomar um banho? Outra hora você joga mais.*

Sofia fez que sim com a cabeça, ainda abraçada na mãe. Enxugou as lágrimas com as mãos e foi para o banheiro.

SINAIS DE ALERTA

Algumas situações servem de alerta de que algo não vai bem com as nossas crianças. São mudanças no comportamento, na personalidade, nas interações com outras pessoas que fazem acender aquela luzinha vermelha, dizendo "opa, preciso conferir o que está acontecendo!"

Devemos estar atentos à perda do interesse em estar com amigos e com a família, ou em relação a outras atividades importantes para o desenvolvimento infantil (como a brincadeira livre), queda do rendimento escolar, alterações no sono, ganho ou perda de peso, ou mudança na alimentação, tristeza, depressão, ansiedade... Veja mais informações no Quadro 2.1.

QUADRO 2.1:
Manifestações de depressão e ansiedade em crianças

Depressão: tristeza, choro mais frequente, lentificação (lentidão), apatia, sonolência, insônia, sono instável, irritabilidade, agressividade, sentimento de culpa, autoestima baixa, insegurança, pessimismo, desesperança, falta de vontade ou de energia para fazer as coisas, perda de interesse por coisas pelas quais antes costumava se interessar, alteração do apetite, queda do rendimento escolar, dificuldade de concentração, expressão facial e postura corporal de tristeza, queixas de cansaço, dores de cabeça.

Ansiedade: preocupações ou medos excessivos, dificuldades de se separar dos pais, agitação, irritabilidade, queda do rendimento escolar, roer unhas, arrancar cabelos, alteração do apetite, retraimento social, timidez excessiva, insegurança, alterações no sono, pesadelos, cansaço, dores de cabeça, dores abdominais, enurese noturna (xixi na cama).

Se esses sinais começarem a aparecer, é hora de parar e pensar: "será que a rotina está equilibrada? Será que as atividades da criança estão bem conduzidas? Há afeto, participação dos pais? Um uso excessivo de mídias digitais?" Talvez seja a hora de reunir a família e conversar sobre como vão as coisas e refletir sobre se há algo fora do lugar, algum desconforto ou alguma preocupação. E, se mesmo assim os sinais continuarem aparecendo, é uma boa ideia buscar uma orientação externa com profissionais.

Mas como perceber que algo está errado? A dica mais importante é ficar atento às mudanças de comportamento, tendo em mente que, quanto mais bruscas, inesperadas ou aparentemente inexplicáveis, mais preocupantes elas são e manifestam-se como indicadores de que a criança pode ter tido acesso a algo inadequado ou assistido a algo que não deveria – ou mesmo que pode estar sendo vítima de *cyberbullying*, algo que observamos estar começando cada vez mais cedo. Não é raro que as crianças deixem de contar aos pais que estão sendo assediadas ou ofendidas por alguém online por terem medo de que eles tentem resolver o problema retirando o dispositivo eletrônico. Também pode haver o medo de que, na tentativa de protegê-las, os pais acabem expondo-as, como ao buscar a ajuda da escola (ajuda que pode ser realmente necessária e acontecer sem essa temida exposição).

NOVOS MUNDOS, NOVOS DESAFIOS

Levando em conta tudo o que vimos até agora sobre o desenvolvimento da criança, é difícil imaginar que, especialmente durante a primeira e segunda infâncias, ela tenha um controle "suficiente" sobre diversos comportamentos. Em outras palavras, sua razão não é tão forte quanto sua emoção, e isso faz com que não possamos esperar dela um autocontrole ou uma grande reflexão sobre o uso da tecnologia. É aí que entram os pais, educadores e profissionais de saúde para orientar.

É comum ficarmos encantados com as capacidades dos nossos filhos, mas isso pode gerar algumas expectativas exageradas com relação ao que a criança consegue fazer ou processar em termos emocionais, comportamentais e até neurológicos. Ela não tem condições de conter determinados desejos, por exemplo: não dá pra esperar que uma criança pequena se divertindo com um tablet ou videogame seja capaz de entender que já ficou tempo demais ali e precisa fazer um intervalo.

Antes da adolescência, as informações e orientações mais importantes que vêm para a criança são as dos pais e professores. É um momento em que ainda temos a oportunidade de ensinar de maneira mais próxima e de sermos mais influentes em relação ao seu crescimento e comportamento. Isso quer dizer envolvimento, presença, participação, contato e muito afeto!

Esse envolvimento é também importante quando a criança passa a ter mais acesso à internet, pois, mesmo com *safe search* ativado, pode estar mais vulnerável a *links* suspeitos, propagandas enganosas, vírus e, mais importante que isso, informações que podem distorcer sua percepção do mundo e dela mesma. Fique ligado: será que a criança está tendo acesso precoce a algum tipo de conteúdo ou imagem com os quais ela ainda não tem condições de lidar? Será que isso não faz com que ela sofra um processo de aceleração de percepção do mundo, por conta de algo que buscou sem supervisão?

O critério cronológico, apontando cada idade e as capacidades e expectativas para cada momento de vida, pode ser um bom guia, mas não é tudo; além do mais, a realidade de cada família precisa ser levada em conta. Às vezes, um adolescente de 15 anos pode se expor exageradamente em redes sociais e não conseguir lidar com conflitos online, ao passo que um pré-adolescente de 11 anos pode seguir bem as orientações de uso e ter uma comunicação online saudável com seus colegas. Isso nos mostra que é preciso conhecer a personalidade e o contexto de cada criança para elaborar a melhor estratégia de orientação.

Apesar de jogos e demais aplicativos trazerem uma recomendação de uso de acordo com a idade (veja mais sobre esse assunto no capítulo sobre games!), essa classificação não abrange interações online com outras pessoas, simplesmente porque é impossível prever o que os outros vão fazer. Quando se conversa com alguém em um chat (ou por mensagens em redes sociais), é possível que não se saiba quem são, onde estão, qual sua idade e motivações.

No mundo digital, as crianças de hoje têm acesso a uma quantidade de informações de consumo muito maior que antes da popularização da internet. Enquanto assistimos a vídeos no YouTube estamos expostos também a anúncios antes, durante e depois do vídeo, repetidas vezes. São propagandas patrocinadas que talvez nem sejam apropriadas, interessantes ou que tragam algum benefício para a criança. Ela pode passar a desejar aquilo porque o produto em questão está associado a um personagem ou conteúdo pelo qual se interessa.

Outra situação cada vez mais comum é que crianças muito pequenas já estão expostas à possibilidade de usar dinheiro real para comprar itens ou para avançar de fase em jogos. Essa estratégia de monetização é bastante presente em jogos desenvolvidos para smartphones e tablets, que podem ser baixados de graça. As crianças podem entender as regras do jogo, mas geralmente nem entendem direito como o sistema monetário funciona.

Estamos novamente falando de uma informação acessada precocemente – antes da hora adequada, antes que a criança tenha condições de compreender. Não é uma questão de subestimar a criança: por mais inteligente que ela seja, estamos falando sobre etapas de crescimento, desenvolvimento emocional e do tempo necessário para que os pais, terapeutas e cuidadores possam conversar, preparar e educar essas crianças para o mundo.

Aqui, apesar de parecer óbvio, é importante lembrar que a educação envolvendo a vida digital não acontece de uma hora para outra, ou seja, não é uma conversa apenas que resolve tudo. Imagine que você quer falar outro idioma. Será que ler um dicionário de inglês-português, por exemplo, é o suficiente para ser fluente? Da mesma maneira, as crianças precisam compreender, entender, experimentar e até estudar o funcionamento das mídias digitais por meio de recursos, ferramentas e conteúdos apropriados para sua idade. É importante que tenham a chance de conversar sobre suas experiências com tecnologia, até porque a compreensão vem aos poucos, assim como fazemos para educar as crianças sobre outros temas complexos.

O mesmo ocorre com os pais. Uma única visita ao "mundo online da criança" ou um único bate-papo pode ser insuficiente para entender o universo dos games e das redes sociais que os filhos usam, o que significa que os cuidadores também vão precisar de novas visitas e conversas para aprender e compreender.

TECNOLOGIA E SOLIDÃO

As novas tecnologias estão cada vez mais inseridas na vida dos pré-adolescentes e adolescentes. Via de regra, um telefone celular ligado durante as conversas e interações geralmente não afasta, mas une – uns mostram para os outros coisas que, com frequência, têm a ver com o assunto da conversa. Então, nessas situações, os celulares geralmente não separam. Além disso, o que eles fazem no celular costuma ser comum entre os membros de seu grupo: tirar foto e fazer vídeos juntos, por exemplo.

O mesmo já não se pode dizer das interações entre crianças pequenas e entre pais e filhos. Crianças pequenas primeiro aprendem a brincar *lado a lado* com outras crianças e só depois passam a brincar *com* elas. Nesses momentos, é muito raro um dispositivo eletrônico favorecer essa interação. Quanto aos pais/cuidadores e filhos, as atividades digitais em cada dispositivo costumam ser bem diferentes. Assim, dificilmente o uso dos eletrônicos estimulará uma aproximação; pelo contrário, a tendência é gerar afastamento. O uso das mídias digitais, de modo geral, ao mesmo tempo que tende a não afastar, a princípio, um pré-adolescente ou adolescente de outro, pode dificultar a socialização das crianças menores e a aproximação de membros da família de diferentes gerações.

Quando a mídia digital passa a ser usada em excesso por alguém (de qualquer idade), isso geralmente toma um espaço que seria dedicado às relações sociais. Em famílias nas quais as interações são poucas, seguidamente interrompidas (notificações tocando a todo momento, pausas para responder às mensagens e ver redes sociais, por exemplo), e nas quais há muitos conflitos, os dispositivos eletrônicos podem reforçar esse afastamento. A manutenção das relações interpessoais depende de uma boa dose de esforço, tolerância com as diferenças e com as frustrações, saber ceder... Enfim, muitas vezes, mesmo quando são interações prazerosas, elas exigem que a pessoa tenha minimamente essas habilidades. Por outro lado, essas mesmas ferramentas não são tão necessárias quando se "interage" com uma máquina.

O uso das mídias digitais frequentemente é mais "seguro" (ênfase nas aspas!) do que as relações presenciais, que demandam mais investimento afetivo e maior capacidade de lidar com frustrações. As relações presenciais não estão tanto sob nosso controle e, naturalmente, podem gerar mais ansiedade. Nesse sentido, pessoas mais tímidas ou com maior dificuldade de regular suas emoções podem ser mais vulneráveis a investir mais nas interações digitais do que nas presenciais, se afastando do contato direto com outras pessoas. Caso isso se torne um padrão, a pessoa pode ficar cada vez mais inibida diante dos outros e vai "perdendo o jeito" nos relacionamentos. A partir daí, podem surgir solidão, baixa autoestima e, como consequência, ansiedade e depressão.

As crianças e adultos que têm mais dificuldades na interação social são justamente aqueles que buscam mais a tecnologia como uma espécie de escudo de proteção, em um processo que pode se retroalimentar. Esse também é um sinal de alerta quando a criança tem predominantemente interações sociais mediadas por tecnologia. Retomamos, então, a importância de os pais não só estarem atentos ao uso da tecnologia, mas em *como* e *para que* ela está sendo utilizada. De preferência, não como substituição para interações sociais, mas como uma extensão das nossas conexões afetivas, para conversar com os amigos, estar em contato com eles, amigos com quem também brincam em casa e na escola.

Durante a infância, temos uma ótima oportunidade de ajudar as crianças a não recorrerem ao uso das tecnologias digitais como recurso imediato e preferencial para lidar com sentimentos negativos, angústias, tristeza e solidão. Ao mesmo tempo, podemos estimular o uso que proporcione novas maneiras de interagir, de aprender, de se divertir e de ter novas experiências. Afinal, eventualmente todos nós usamos as tecnologias como forma de alívio e escape. O problema é quando isso se torna um padrão.

O que mais dá para fazer?

A casa estava silenciosa. Era quase fim de tarde. Vitor estava no quarto, jogando no computador. Sofia estava no quarto dela, jogando ao mesmo tempo em que conversava com os amigos no tablet. As primeiras horas da tarde tinham sido ocupadas com as aulas virtuais. Melissa e Rafael tinham afastado seus laptops e papéis para o lado na mesa da sala, e agora tomavam um café juntos. Estava tudo uma bagunça! Mesmo com algumas flexibilizações, em tempos de pandemia e isolamento, ficar em casa o tempo todo era difícil para todo mundo.

— Eu estou dizendo, assim não vai dar — disse Rafael.

— Eu sei — concordou Melissa.

— Como a gente pode pedir para as crianças ficarem horas e horas nessas aulas online? Elas ficam tão entediadas... Nossas reuniões do trabalho são um saco, imagina pros pequenos, todos dias?

— Pelo menos, fora do horário de aula, estão se divertindo — respondeu Melissa. — Às vezes penso em controlar mais o tempo de telas. Mas, se tirarmos os eletrônicos deles, o que mais eles vão ter pra fazer?

Assim que as lições e tarefas acabavam, eles queriam jogar com amigos, fazer chamadas, assistir aos seus vídeos. Se pelo menos pudessem sair e brincar na praça, mas nem isso era possível, porque estava tudo restrito naquela semana.

Rafael fechou os olhos, massageou as têmporas e disse:

— Não aguento mais!

Melissa suspirou e pegou em sua mão.

— Eu também não. Mas eles precisam se divertir. Podemos inventar umas brincadeiras, sei lá. Mas isso tudo, agora, é temporário. É melhor eles usarem as telas pra conversar e jogar com os amigos do que ficarem sozinhos, né?

— Eu sei. — Rafael tomou um gole do café e olhou pela janela, distraído. — Tem dias que não consigo imaginar que isso tudo vai acabar. Fico triste que eles tenham que passar por isso.

Lá do quarto de Sofia, veio o som de um grito animado seguido de uma risada. Melissa olhou para Rafael e sorriu.

— Viu?

MEDO DE FICAR DE FORA

Como pais, muitas vezes nos deixamos levar pela ansiedade, achando que nossos filhos precisam estar por dentro de todas as tecnologias. Temos medo de que fiquem atrasados ou percam alguma oportunidade. O que vai acontecer se eles não tiverem um celular ou tablet? Se os pais não apresentarem a eles um dispositivo moderno que os colegas têm? Será que vão sentir-se de fora, isolados, diminuídos?

Na tentativa de evitar que esse medo se concretize, acabamos cedendo à pressão e enfraquecendo o que chamamos de *autoridade parental* – algo que não tem a ver com ser autoritário, mas sim com ser coerente com os seus próprios valores, aquilo que se acredita que é importante para os filhos. Pare para pensar por um instante: o que eu, como pai ou mãe, acredito que é importante para meu filho? Quem é o meu filho? O que eu acho que é bom para ele?

Talvez para algumas crianças se possa mesmo apresentar um dispositivo mais cedo do que para outras; talvez as circunstâncias de vida levem algumas crianças a terem um dispositivo mais cedo do que geralmente é recomendado. Mas antes mesmo de a tecnologia chegar nela, é importante que cada pai, mãe ou cuidador possa levar em consideração as características de cada criança e da própria família.

Uma solução válida para os desafios do uso das tecnologias é adiar seu uso o máximo possível, pois isso dá mais tempo para a criança crescer e amadurecer sua cognição e suas emoções. Mas as famílias são bem diferentes, e isso deve ser pensado em conjunto. O mais comum é que as crianças usem os dispositivos dos pais ou "da casa" e depois ganhem os seus, e essa pode ser uma primeira etapa, a qual já deve ser monitorada de perto. Conforme as coisas forem evoluindo, os pais podem sentir-se mais confiantes para dar ao filho seu próprio dispositivo.

Claro que existem situações especiais, como uma criança que precise ter seu próprio celular para que possa se comunicar com os pais em situações específicas, como viagens, saídas com amigos, quando os pais são separados ou a escola demanda que o aluno tenha seu próprio dispositivo eletrônico. Um exemplo desafiante são os casos de separações conjugais em que há pouca comunicação entre os pais. O celular acaba sendo oferecido para o filho ou filha ainda pequenos, como uma via de comunicação mais direta. Mas os smartphones de hoje em dia não vêm só com o *app* para conversar com o pai ou a mãe: eles abrem para a criança o universo digital inteiro de uma só vez, todos os aplicativos, gratuitos e pagos, redes sociais, sites e jogos; sendo assim, é extremamente difícil conter apenas um lado do universo digital.

Por isso, o bom senso e a reflexão são essenciais, afinal, muitas crianças não têm seu próprio dispositivo, mas acabam dando um jeito de acessar algum, como o celular dos avós ou um tablet de um amigo quando os pais proíbem (já vimos isso acontecer!). A verdade é que é impossível controlar tudo o tempo todo, então, o melhor a se fazer é estar atento ao comportamento da criança, conhecer o que o filho usa, saber o que ele faz nas redes, usar junto sempre que possível e promover a educação digital. Não é prudente e nem recomendado esperar que uma criança tenha responsabilidade completa sobre o que vê ou o que faz, pois sabemos que as crianças geralmente não são maduras o suficiente para isso.

Os verdadeiros especialistas

Muitos pais e cuidadores, por não serem tão inseridos no mundo digital quanto as crianças, se sentem desencorajados e acabam participando menos da vida online dos filhos. Nessas situações, os tranquilizamos e orientamos que busquem a ajuda dos verdadeiros especialistas: seus filhos! As crianças não esperam que os adultos saibam absolutamente tudo sobre o universo dos games ou das redes sociais, e terão o maior prazer em responder às dúvidas se sentirem que os pais estão de fato interessados. Saber menos pode significar mais oportunidades de diálogo.

Mencione como as coisas eram "no seu tempo" e como tudo mudou, e peça à criança que procure entender as dificuldades de um adulto de outra época em compreender o complexo mundo digital de hoje. Em consultório, quando demonstramos interesse e perguntamos se eles podem mostrar algo que fazem online, os pacientes se mostram supermotivados em apresentar uma parte importante do seu mundo e, também, muito disponíveis em explicar as diversas coisas que não compreendemos, o que nos aproxima imensamente, fortalecendo nosso vínculo.

Depois de conhecer um pouco mais sobre o mundo virtual frequentado pelos filhos, os cuidadores terão mais propriedade para conversar com eles sobre os riscos existentes, de maneira mais argumentativa e menos confrontativa. Do contrário, o filho, além de inicialmente não colaborar em mostrar suas atividades virtuais, também não dará ouvidos como precisaria ao que os pais têm a lhe dizer sobre educação digital.

Em resumo, o melhor a se fazer é falar abertamente sobre esses assuntos de modo a aproximar pais e filhos, o que permite que essas conversas sejam internalizadas com afeto e os acompanhem aonde quer que vão. O controle rígido e restrição das atividades, embora seja necessário em algum grau, não tem o mesmo alcance. Também é de grande ajuda explicitar aos filhos que eles podem recorrer aos cuidadores sempre que precisarem, além de tranquilizá-los quanto a serem bem recebidos e a terem a ajuda necessária. Em primeiro lugar, acolher e ouvir; depois, ajudar. Confrontos agressivos, gritos e brigas só tendem a destruir essas pontes.

Riscos digitais

1. Conteúdo inadequado: pornografia, violência, drogas, automutilação, desafios perigosos, sites pró-transtornos alimentares e outras atividades autodestrutivas.

2. Tempo excessivo, tomando tempo de outras atividades importantes.

3. Exposição nas redes e vazamento de dados: fotos com potencial de prejuízo futuro, como nudes; divulgação de informações comprometedoras, senhas, informações pessoais ou sigilosas, seja por alguma forma de coação (como ameaça ou para se sentir aceito), seja por ingenuidade e/ou falta de informação.

> **Etiqueta digital**
>
> Etiqueta digital também é aprendida em casa. Nesse sentido, orientar crianças sobre como se portar com os demais nas redes é tão importante quanto ensiná-los a se proteger dos perigos das tecnologias. Por trás das telas, as pessoas não percebem o quanto estão fazendo outras pessoas sofrerem ao usarem xingamentos e ofensas, facilitando a prática do *cyberbullying*.

CRESCENDO COM A TECNOLOGIA

Geralmente, como dissemos, as crianças começam a usar o celular dos pais ou familiares muito tempo antes de terem o seu próprio. A criança nem entende muito bem a função de uma senha, só sabe que é algo que é preciso fazer antes de usar o aparelho. A educação digital pode começar por aí, explicando que senhas são individuais e secretas, que o celular é um item pessoal. Recomendamos que os pais ponham a senha sem que a criança veja e só depois passem para ela o dispositivo, explicando que não se passa a senha para ninguém.

Outra recomendação é reforçar a importância do consentimento ao compartilhar informações, fotos e vídeos. Uma maneira prática de introduzir esse conceito pode ser, antes de compartilhar uma foto dos filhos, mesmo que seja para a tia ou avós, mostre para a criança e peça seu consentimento: "filha, posso mandar esta foto aqui para os seus avós?"

Assim, eles já vão aprendendo desde cedo a importância da privacidade e do consentimento, e estarão mais bem equipados para respeitar essas convenções em interações futuras.

As crianças também percebem quando acontecem brigas entre adultos através do celular. Elas nos veem falando sobre discussões familiares, alguém que ficou ofendido, desentendimentos entre vizinhos... Se os adultos só lidam com essas situações virtualmente, eles vão entender que esse tipo de assunto é resolvido assim. Só que não é bem por aí: as características da comunicação digital abrem muito espaço para mal-entendidos, que talvez seriam resolvidos de uma maneira melhor presencialmente, onde a comunicação verbal e não verbal é mais ampla. Uma mesma frase escrita pode ser interpretada de diferentes maneiras, podendo causar confusão; por outro lado, a mesma frase dita por alguém presente conta com o tom de voz, entonação, expressões faciais e corporais que nos auxiliam no processo de compreensão do que está sendo dito pelo outro.

Outro desafio para a criança é entender os limites entre público e privado. A internet, por natureza, pode favorecer uma certa confusão dessas duas dimensões. Até mesmo nós, adultos, quando postamos algo nas redes sociais, nem sempre compreendemos o alcance pleno de quem vai ver aquilo. A sensação é de estar compartilhando algo entre amigos, mas às vezes nos esquecemos de que ali também estão conhecidos, colegas de trabalho, chefes, professoras e familiares. Por isso, vale a pena explicar que certos momentos são privados e nem tudo precisa ser compartilhado com todo mundo o tempo todo.

As redes sociais e mensagens de texto abrem muito espaço para desentendimentos que podem levar até mesmo a ações judiciais. Além disso, as crianças (e muitos adultos!) têm mais dificuldade de perceber e expressar nuances por meio da linguagem escrita das redes sociais e das mensagens instantâneas.

Para crianças pequenas, é complicado também diferenciar o *virtual* do *presencial*, pois elas já têm dificuldade de diferenciar o *real* e a *imaginação*! Crianças pequenas podem se abalar emocionalmente porque não entendem, em uma videochamada, por exemplo, por que a outra pessoa não está ali com ela. A *presença do virtual confirma a ausência do presencial*, e isso pode gerar um sofrimento, especialmente quando se confirma a perda de algo: alguém que está longe, o isolamento da pandemia (que, aliás, foi uma série de pequenos e grandes lutos que seguem necessitando atenção).

No caso do YouTube ou outras plataformas de vídeo, por exemplo, uma boa ideia é conversar sobre como aquela pessoa que aparece na tela é uma personagem, que a vida dos youtubers e criadores de conteúdo online é muito mais do que está ali, que aquelas situações são roteirizadas, planejadas, filmadas e editadas, que é um trabalho que consome muito tempo, que existem patrocinadores e anúncios (todos os produtos que aparecem em um vídeo estão lá porque o youtuber recebeu para mostrar ou falar sobre eles!), e que, muitas vezes, aquela pessoa é parte de uma equipe muito maior, que envolve etapas diferentes da produção audiovisual. É superlegal sonhar em ser youtuber mas precisamos ligar essa questão com a realidade.

A internet ajuda a resolver nossas curiosidades, vontades e angústias muito rapidamente: mandar uma foto, ler um artigo, ouvir uma música, resolver uma dúvida, tudo está acessível em tempo real, ou quase. Para as crianças, fica mais difícil entender que, em outras situações, isso não funciona bem assim e que o retorno e o prazer nem sempre são tão garantidos ou mesmo imediatos.

A recompensa tão rápida e constante dos jogos, das redes sociais e de uma série de outros aplicativos pode reforçar um padrão de uso em que se busca um alívio mais imediato por meio do entretenimento e da distração em momentos que temos mais dificuldade de lidar com determinados sentimentos, como frustrações, tristezas e preocupações. Nesse sentido, o uso dos eletrônicos com o intuito de aliviar um sentimento ruim pode ser mais arriscado do que simplesmente para diversão (ou estudo).

Voltamos então à questão de para que e como a tecnologia é usada. As mídias digitais proporcionam bons momentos de prazer, entretenimento, descanso e diversão, mas é preciso cuidado para que não se tornem a estratégia mais utilizada para tentar aliviar sentimentos ruins, desconfortos ou para fugir de problemas. Se os pais usam a internet com prazer, isso é um modelo interessante; mas se usam como escape, é um modelo potencialmente mais perigoso, pois pode ser um fator de risco para um uso problemático.

Para usarmos a tecnologia a fim de agregar vivências ricas em afeto, que permitam sentir e crescer (e não para anestesiar e silenciar sentimentos), a presença da família é essencial no processo de atribuir afeto e significado. "Eu gostei dessa parte", "não entendi isso", "não concordo com o que ele disse", "adoro essa música!" – a internet e a tecnologia estão presentes na nossa vida o tempo todo, mas podemos usar esses momentos para atribuir significado, afeto, troca de experiências, diálogo e carinho.

Se a criança apresentar algum tipo de aversão ou resistência ao uso de tecnologias, é importante que respeitemos o seu sentimento. Em um momento em que todos estão constantemente usando celular e que muitas vezes os adultos estão mais concentrados em tirar fotos e fazer vídeos do que efetivamente viver o momento, uma insistência em registrar imagens das crianças em vez de interagir com elas pode gerar desconforto. Às vezes, a criança não quer ser vista, não quer ter sua imagem compartilhada, ela só quer *ser*, e isso precisa ser respeitado.

Além de todas essas questões, também não custa voltarmos uma vez mais à questão do exemplo: se os adultos conseguirem estabelecer os limites para si mesmos, isso é metade da jornada! Você vai se sentir melhor, mais disposto, mais disponível, e as crianças vão ver isso: vão enxergar os adultos fazendo outras coisas além de ficar no celular ou no computador e vão entender que elas também podem viver de uma maneira mais equilibrada. Estar presente e atento agora evita problemas lá na frente, quando as crianças se tornarem adolescentes e adultos. Se olharmos nos olhos das crianças, elas provavelmente vão olhar para nós também quando estivermos falando com elas. Se você está quase sempre ocupado mexendo no celular, não dá pra esperar que eles parem o que estão fazendo quando você está falando com eles. Sejamos coerentes.

Atenção: acompanhe o que suas crianças estão vendo e consumindo. Mesmo que algo tenha a aparência infantil, pode não ser adequado para crianças. Conheça o conteúdo. Lembra da Momo, aquela personagem assustadora que aparecia no meio de vídeos? Ela surgiu no YouTube Kids. Um jogo como *Five Night at Freddy's* tem uma estética infantil, mas é um jogo de terror cheio de sustos. Há um tempo, a animação *Sausage Party*, com alimentos falantes, chamou a atenção da mídia porque muitos pais estavam levando os filhos para assistir, mas descobriam na sala de cinema que era uma animação para adultos com linguagem pesada. Não adianta culpar a mídia: no Brasil, não temos muito o hábito de verificar a indicação de faixa etária, mas ela existe em filmes, televisão e jogos (mas nem tanto na internet!). É responsabilidade dos adultos prestar atenção nessas indicações de conteúdo.

Idades adequadas

Uma ferramenta que pode ser bastante útil na escolha do conteúdo midiático para os filhos é o sistema de Classificação Indicativa, *Classind*, do Ministério da Justiça. O *Classind* busca orientar os pais, responsáveis e público em geral sobre o conteúdo de filmes, programas de televisão, aplicativos e jogos eletrônicos. O objetivo é informar sobre o grau de violência, sexo, drogas, linguagem imprópria e outros temas que possam ser considerados inadequados para determinadas faixas etárias. Com base nessas informações, os pais e responsáveis podem tomar decisões melhores sobre o que seus filhos podem assistir ou jogar. A classificação indicativa é feita com base nas normas estabelecidas pelo estatuto da criança e do adolescente (ECA) e pela Constituição brasileira. São elas: Livre, 10 anos, 12 anos, 14 anos, 16 anos e 18 anos. No site do *Classind*, é possível encontrar a descrição dos conteúdos dos diferentes produtos (jogos, aplicativos, filmes etc.), assim como uma série de outras informações bastante úteis. Você também vai saber mais sobre outros sistemas de classificação no capítulo sobre games.

Tão importante quanto seguir a indicação de faixa etária recomendada por jogos e aplicativos é fazer um processo de reflexão individual e sobre cada criança, suas condições e necessidades. Um ponto que ajuda bastante é perguntar-se qual a *função* de um dispositivo eletrônico no momento. Quando a criança passa a ter suas primeiras experiências longe de casa, como ir ao shopping ou visitar amigos, pode ser necessária uma forma de comunicação com os pais por questões de segurança. Então, talvez esse seja o momento de introduzir um dispositivo eletrônico.

A questão é que a gente usa esses dispositivos para muitas outras coisas, como você já sabe. Um tablet pode ser usado nas aulas online, quando necessário, mas também tem um jogo que todos os amigos jogam e, assim, surge uma nova demanda. Isso ficou bem claro durante a pandemia de covid-19, quando jogar online foi muitas vezes a única forma que a criança tinha de se comunicar com os amigos durante os períodos de isolamento. Diversas outras situações também podem ocorrer, como uma internação hospitalar. Os pais oferecem dispositivos nesses períodos como forma de passar o tempo. É um contexto de vida que nos leva a rever algumas regras, e tudo bem.

Não podemos perder o foco da *função da tecnologia* naquele momento, com aquela criança, naquela família, naquele contexto. Assim, não nos deixamos levar pelos modismos, pelo que todo mundo está fazendo ou se entregando ao medo de que seu filho vai "ficar para trás".

A Academia Americana de Pediatria diz que a recomendação mais forte no momento é que os pais não esqueçam de que eles são os tutores digitais de seus filhos. A palavra-chave aqui é presença. A presença interessada e carinhosa dos pais permite que eles conheçam melhor seus filhos, e por consequência protege as crianças e as famílias de problemas, com e sem tecnologia.

Dificilmente uma criança vai querer ficar só no entretenimento eletrônico se os pais oferecem outros tipos de interação, especialmente na primeira (de 0 a 3 anos) e na segunda infância (dos 3 aos 6 anos). A interação e atenção dos pais é um reforçador universal. Se o pai disser "vamos jogar juntos" ou "vamos assistir a um filme" ou "vamos até o parque", dificilmente a criança vai preferir o uso da tecnologia sozinha.

Oferecer alternativas é muito importante. De preferência, essas alternativas devem envolver interação parental, estar junto, para que eles entendam que estamos ali presentes, que nos importamos, que estamos olhando para eles, e, assim, possamos acompanhar o desenvolvimento e as mudanças dos filhos. Na prática clínica, observamos que as famílias que conseguem isso têm muito menos conflitos e problemas relacionados com o uso de tecnologia.

Não existe um manual com regras perfeitas sobre que tipo de conteúdo, jogo ou aplicativo são ideais para cada idade. Mais adiante, quando falarmos especificamente sobre redes sociais e jogos, vamos falar sobre as indicações de faixa etária para cada aplicativo, serviço e jogo, e por que elas não são perfeitas. Não é uma receita pronta. Vai depender da cultura de cada família e do perfil de cada criança, mas sabemos que, quanto menores as crianças, maiores os danos potenciais por um uso inadequado das tecnologias.

Mesmo que as regras para as crianças não sirvam de todo para os adultos, o exemplo continua sendo um fator de grande impacto nelas. A importância e o espaço que os eletrônicos têm na vida dos pais é algo observado e aprendido pelos pequenos.

Acordos

Os pais de Sofia estavam sentados no chão do quarto dela, cercados de bichinhos de pelúcia.

— *Tá todo mundo aqui?* — *perguntou Rafael. Ele ainda estava com a camisa e gravata do trabalho. Tinha acabado de chegar. Quase se atrasou para a "reunião" que tinha combinado com Melissa. A ideia era conversar com Sofia e tentar organizar um pouco o uso do tablet, já que estava meio complicado ultimamente...*

Sofia fez que sim com a cabeça, sorrindo.

— *Já que todos os membros da equipe estão aqui, vamos começar a reunião!* — *disse Melissa.*

Sofia abafou uma risada. Olhou em volta e ajeitou os bichinhos de pelúcia para que ficassem em um círculo perfeito com ela e os pais.

— *Como vocês sabem, ultimamente a Sofia tem usado o tablet bastante* — *disse o pai.* — *E é legal, tem um monte de coisa bacana ali. Só que não pode ser só isso, né, Melissa?*

— *É isso aí. Por isso a gente queria fazer uns combinados.*

Os três passaram um tempo conversando. Falaram sobre quando podia e quando não podia usar o tablet. Combinaram que Sofia ia convidar o pai e a mãe para jogar e assistir a vídeos juntos, e que eles fariam isso sempre que possível. Combinaram que não dava para ficar jogando quando era mais importante fazer outras coisas, como descansar, brincar, fazer as refeições em família e, logo quando a pandemia desse uma folga para todo mundo, brincar com os amigos.

Quando terminou a reunião, os três continuaram ali, cercados pelos bichinhos de pelúcia. Desta vez, Sofia era a veterinária e seus pais, os assistentes.

MARLIN: Eu prometi que nunca deixaria nada acontecer com ele.
DORY: Coisa engraçada de se prometer. Se você não deixar nada acontecer com ele, aí nada vai acontecer com ele. Não seria bacana pro Nemo.

Procurando Nemo (2003)

CAPÍTULO 3

FAMÍLIA E ESCOLA

Ninguém vive sozinho. Estamos em constante interação com outras pessoas (mesmo que às vezes seja difícil!). Quando falamos em crianças, o papel do seu contexto familiar e social é mais importante ainda, e isso vai além da relação mãe-pai-filhos: passa pelo resto da família, pelos irmãos, por tios, avós, e se estende às convivências na escola, com os amigos e ao tipo de educação que cada indivíduo recebe.

Neste capítulo, vamos falar sobre o papel da família nesse preparo para uma vida digital saudável. E, nesse sentido, não podemos deixar a escola de fora, já que é lá que elas passam uma boa parte do dia também. Assim, vamos conhecer situações diferentes, histórias de outras famílias e crianças, antes de retornar para Vitor, Sofia, seus pais e seus avós.

A COLABORAÇÃO ENTRE FAMÍLIA E ESCOLA É ESSENCIAL

A escola é um espaço riquíssimo para interações sociais e aprendizado. É também a principal fonte de informações sobre o desenvolvimento da criança, além de ser um lugar onde professores e colegas servem como modelos, um espaço de prevenção, orientação e alfabetização digital.

Esse ambiente pode ser, muitas vezes, onde se identificam problemas de comportamentos que não são saudáveis, por isso a importância de uma boa comunicação entre família e escola não pode ser subestimada. Em outras palavras, é preciso haver integração e colaboração, e não um "jogo de empurra", em que cada parte joga para a outra a responsabilidade de lidar com situações complexas – como a educação para o bem-estar digital.

De acordo com uma pesquisa realizada nos Estados Unidos em 2020, conduzida pela organização sem fins lucrativos Common Sense Media, crianças abaixo de 2 anos usavam em média 49 minutos de mídias digitais por dia, enquanto crianças entre 2 e 4 anos usavam 2h e 30 minutos por dia e crianças entre 5 e 8 anos usavam 3h e 05 minutos por dia. Entre as crianças de 2 a 4 anos avaliadas, 46% tinham seu próprio dispositivo móvel, um dado que sobe para 67% das crianças de 5 a 8 anos.

Para ilustrar um pouco o que estamos dizendo, vamos conhecer a história da Ana.

Ana e o celular escondido

Ana, uma pré-adolescente de 10 anos, ficou sem seu celular porque não leu o livro solicitado pela escola. Os pais fizeram isso porque acreditavam que a punição era importante naquele momento. Além disso, era preciso criar mais tempo para que ela pudesse colocar em dia as tarefas da escola.

Ana foi fazendo isso em meio a idas até a casa de sua vizinha e amiga Luciana. Porém, sem que seus pais soubessem, Ana continuava acessando sua conta no Instagram praticamente da mesma maneira de antes, com uma ajudinha da amiga.

O que podemos concluir com isso? Que apenas proibir não funciona com crianças. Com adolescentes, menos ainda!

LIMITES E ORIENTAÇÕES

Essa história ilustra como é importante que as regras sejam claras, objetivas e estáveis (ou seja, não mudem a toda hora). Isso vale tanto para crianças quanto para adolescentes. Claro que as regras também podem ser adaptadas se os pais observarem que isso pode melhorar o funcionamento da família inteira. Por esse motivo, as combinações precisam ser razoáveis e possíveis. No caso da Ana, a proibição não teve o efeito desejado pelos pais, até porque não era possível isolar uma adolescente do mundo. Se não fosse na casa da vizinha, ela poderia fazer a mesma coisa durante o intervalo da escola.

Dentro dessa ideia, quando as combinações não são cumpridas pela criança e conversar e explicar de forma objetiva não é suficiente para cessar um comportamento ruim, aplicar consequências (que também devem ser combinadas previamente) pode ser uma boa estratégia.

É importante ensinar desde cedo que todas as nossas atitudes ao longo da vida têm consequências, sejam boas ou ruins. Geralmente, enquanto atitudes legais estão associadas a consequências boas, atitudes ruins têm consequências indesejadas. Assim como ultrapassar o limite de velocidade deve gerar uma multa, uma criança que persiste sem cumprir a combinação de desligar o tablet quando os pais chamam no horário pré-combinado pode estar precisando de um limite mais ativo, como ficar sem o tablet no próximo horário de uso.

Entretanto, existem alguns cuidados importantes a serem tomados, porque queremos que a criança compreenda as razões pelas quais o que fez não é uma coisa boa, aprenda de fato com seus erros e melhore da próxima vez, e não que apenas fique com raiva ou medo e vá aprendendo a esconder maus comportamentos de seus pais.

Para fazer mais sentido, a consequência, sempre que possível, deve estar relacionada ao erro. Por exemplo: a criança chega da escola e vai jogar na casa do vizinho; então, quando volta para casa, chega em casa cansada e não quer fazer as lições de casa. Os pais podem conversar com a criança e dizer a ela: "Estamos vendo que você tem chegado muito cansado quando vem do seu amigo, e isso parece estar atrapalhando a hora das lições. Se continuar assim, teremos que te chamar para casa mais cedo, ok?"

Nessas situações, sugerimos que primeiro os pais deem uma chance para que a criança escolha fazer diferente na próxima vez. Se isso não acontecer e a criança persistir no erro, é preciso pôr em prática a consequência, que precisa ser razoável, proporcional ao erro e à idade da criança. Mas atenção: quando a decisão dos pais em alguma situação envolver suspender o uso do eletrônico por um dado tempo, é preciso ter em mente que o tempo é percebido de forma diferente conforme a idade: 5 horas para uma criança de 3 anos significa muito mais do que para uma criança de 6 anos). Além disso, é fundamental que exista uma conversa para que fique claro que os pais estão reprovando a atitude, e não reprovando a criança em si.

Outra situação: os pais de Marcela limitaram o tempo de uso de videogame para 1 hora durante a tarde, mas em certo dia a filha passou do tempo combinado. Os pais podem adverti-la: "Estamos vendo que a combinação do tempo do videogame não está sendo cumprida. Se isso continuar acontecendo, a partir de amanhã vamos desligar quando o tempo terminar".

Nessas situações, sugerimos que o adulto não arranque o dispositivo da mão da criança, mas o faça indiretamente desligando o wi-fi ou ativando o limite de tempo de uso nas configurações do dispositivo. Isso é importante porque atitudes agressivas tendem a gerar reações agressivas, e isso costuma progredir em uma escalada, só piorando a situação, dificultando ainda mais que a criança consiga aprender com o erro.

É um aprendizado para a vida: a ideia não é causar sofrimento na criança, e sim ensiná-la a lidar com uma consequência do seu erro. Além de razoável, proporcional, comunicado anteriormente e relacionado ao erro, os pais precisam garantir que a consequência seja factível, realizável;

se esses cuidados forem tomados, a consequência imposta por eles será um aprendizado. Uma sugestão para os pais: evitem fazer uma ameaça que não possam cumprir, senão, a palavra de vocês vai perdendo a validade (tanto para punições quanto para coisas boas, como passar segurança e estabelecer uma relação de confiança).

Um detalhe que é válido ressaltar: para que isso funcione, a criança precisa já ter a maturidade necessária para compreender a relação de causa e consequência, porque, antes disso, a consequência não tem sentido nenhum. Como as crianças menores têm uma capacidade limitada de atenção, grandes discursos são inúteis. E quanto menor a criança, mais importante é que a conversa seja clara e objetiva, pois, do contrário, não só se perdem informações, como estas se diluem em meio a tantas palavras.

Testar as regras impostas pelos pais é algo inevitável e saudável, principalmente em algumas fases do desenvolvimento infantil (em geral nos momentos mais críticos do processo de separação e individuação). Por isso, precisamos ter em mente que é um direito da criança testar alguns limites, assim como é um dever dos pais impô-los. Limites trazem segurança, significam cuidado e educação, transmitem à criança a ideia de que existe alguém que tem força suficiente para protegê-las, dando-lhe o sentimento de segurança. No momento em que a criança recebe o limite bem aplicado e tem de lidar com a frustração, pode chorar, contestar, mas em algum momento entenderá que é para o seu bem.

Nesse sentido, os pais e/ou cuidadores ganham muita força ao se unirem. Educar e colocar limites são tarefas difíceis, cansativas, desgastantes, portanto, ajuda é fundamental. Juntos, os cuidadores somam forças, mas, quando estão em contrariedade e se contradizem, anulam sua autoridade. Podem acabar "perdendo a discussão" para a criança – o que causa muita instabilidade na casa e muita angústia nos pequenos (que geralmente passam a desafiar mais e mais, na tentativa de obter uma reação mais efetiva dos pais).

As aspas usadas no parágrafo anterior ressaltam como é tranquilizador para a criança estar em seu papel de filho(a), enquanto o adulto está em seu papel de cuidador. Quando se entra em bate-boca, se passa uma ideia de que a criança está "em pé de igualdade" com os pais, contrariando a ideia de autoridade, tão necessária para passar segurança a ela. Ocupar um lugar que não é o seu ao medir forças com o adulto gera muita ansiedade.

Os pais precisam ter muito claro que o objetivo do limite é proteção e educação, para que possam ser assertivos. Por mais doloroso que seja, isso é feito para o bem da criança. Ela precisa ser educada e privada dos riscos que podem ser prevenidos com os limites, e também precisa aprender a lidar com a frustração decorrente.

Quando a criança está "em crise" (em meio a choro, agitação, gritos...), ela não consegue pensar e entender muita coisa (ou praticamente nada). Então, uma estratégia que pode ser usada antes de ela se desorganizar completamente é o adulto se mostrar compreensivo com a frustração da criança: abaixar-se na altura dos olhos dela e lhe dizer "eu entendi que você gostaria de continuar assistindo ao desenho e que você está muito chateado por ter de parar, por isso quero lhe ajudar a se acalmar". Essa atitude não faz com que a criança pare na mesma hora de chorar, mas pode abreviar e/ou amenizar a intensidade da desregulação emocional. Dizer isso valida o sentimento da criança, que passa a se sentir mais compreendida, e repercute na relação com os pais e também em momentos futuros de frustração. Para ajudar nesse sentido, veja a dica da Laura, uma das autoras deste livro.

Dica da Laura

Um exemplo que eu sempre uso com os pais é de quando a criança cai, se machuca ou se assusta e chora. Os adultos se angustiam com o choro infantil (principalmente de um filho) e tentam acalmar o próprio desconforto dizendo à criança "Tudo bem, não foi nada, já passou!". Mas isso se contrapõe ao que a criança está sentindo. Ela ainda está assustada, ou ainda está com dor, e, sim, foi alguma coisa! O adulto passa para a criança, sem querer, mais sofrimento ainda – a criança tem de lidar com o que aconteceu, com a angústia do cuidador e ainda se sente incompreendida, muitas vezes chorando ainda mais alto ou ficando confusa. Por isso, validar o sentimento dela é importante. Inclusive para poder ajudá-la a lidar com a dor e o susto.

É sempre muito difícil ver o sofrimento dos filhos, ainda mais hoje, quando muitas mães e pais trabalham por longos períodos e não podem estar tão presentes e, portanto, sentem-se mais culpados. Muitas vezes, têm a sensação de não poder fazer nada, e, realmente, quando se trata de proteger a criança de qualquer sofrimento e qualquer frustração, nós, mães, pais e cuidadores, não temos como ser 100% efetivos.

Mas isso não quer dizer que não podemos fazer nada; na verdade, podemos ajudá-los a se sentirem compreendidos e validados, além de passar a segurança de estarmos com eles e entendermos o que estão passando; que estamos seguros e acreditamos que eles têm condições de lidar com o problema, ou que estaremos por perto para que desenvolvam condições de fazer isso.

Nunca é demais lembrar aos pais que o limite (de tempo, de conteúdo etc.), principalmente com relação ao uso de eletrônicos, não pode ser deixado no controle da criança. Mesmo as crianças mais velhas podem ter dificuldade de avaliar essas questões e de se autocontrolar em atividades que sejam prazerosas e que gerem sensação de imersão. Para os adultos, às vezes também é difícil. Quem de nós nunca se perdeu navegando na internet, no celular, lendo um livro ou assistindo à TV? Como esperar isso das crianças? Apesar de essa recomendação parecer lógica, com frequência os pais deixam o controle a cargo delas; todavia, até mesmo para respeitar os combinados com relação aos eletrônicos, as crianças geralmente precisam de orientação.

Ajuda muito que os pais conheçam um pouco sobre desenvolvimento infantil (por isso tocamos nesse assunto nos primeiros capítulos!). Muitas vezes julgamos de modo equivocado o comportamento, principalmente de crianças pequenas. Por exemplo: por que a criança pequena bate quando contrariada? Porque ainda não consegue compreender bem seus sentimentos, conectá-los com seus pensamentos e reorganizar tudo isso de modo que possa expressar seu descontentamento de forma mais organizada – em outras palavras, é uma forma de expressar a frustração e a irritação que não consegue expressar em palavras. Assim, esperar que a criança tenha reações não compatíveis com a sua fase de desenvolvimento só vai gerar frustração nos pais e mais conflitos.

A criança não conter um impulso não quer dizer que ela *queira* agir dessa forma, mas que por alguma razão ela *não consegue* ou não está conseguindo naquele momento. Nesse caso, vale tentar entender se ainda pode ser imaturidade ou se pode haver algo incomodando ou angustiando a criança. Entretanto, não conseguir lidar com suas emoções não quer dizer que não há nada que os pais possam fazer. Pelo contrário, os pais podem contribuir para que ela consiga reconhecer e administrar o que está acontecendo dentro dela.

De qualquer forma, essas abordagens não funcionarão se a criança estiver em estado de agitação e desorganização. Pedir "calma" à criança é a pior coisa! Em situações assim, é necessário (principalmente com as menores) estar por perto para que ela não se sinta sozinha e para evitar que se machuque, machuque alguém ou que estrague alguma coisa, até porque machucar alguém que ama gera muita culpa depois, o que alimenta fantasias de que ela é má.

E bater? Bater só aumenta o medo que a criança tem dos pais, e o medo afasta, desconecta e é um terreno fértil pra que a criança comece a mentir e a esconder o que sabe que não fez certo. Isso vai atrapalhar o desenvolvimento de um *apego seguro*. Nessa teoria, desenvolvida ainda na década de 1960 por John Bowlby, o vínculo entre o indivíduo e seus cuidadores (pessoas responsáveis por responder às suas demandas de forma segura, assertiva e estruturada), gera confiança e emoções estáveis. Quando falamos anteriormente sobre não medir forças com a criança e reforçar a autoridade para passar-lhe segurança, estamos falando também dessa teoria.

É claro que cada família vai ter suas próprias regras porque existem situações, rotinas e demandas diferentes, as quais também mudam conforme a fase da família e da criança. Mesmo dentro de uma mesma família existem situações diferentes (como crianças em idades ou estágios de desenvolvimento diferentes). Assim, os limites e combinados acabam sendo realmente testados na prática, e acabam se criando regras com base no que os cuidadores imaginam ser o melhor.

Não vemos absolutamente nenhum problema em os pais terem, por exemplo, uma conversa assim com os filhos: "Estamos vendo que a regra de poder assistir à TV depois da lição de casa não está funcionando bem. Você tem feito as atividades com pressa e sem empenho. O que você acha que podemos fazer para melhorar?". Esse tipo de abordagem marca a presença parental, ou seja, os pais criaram uma regra para organizar a rotina da criança, mas não foi apenas uma imposição. Eles observaram o funcionamento da regra e chamaram a criança para conversar e reajustar as coisas. Além do mais, ouvir a criança nessas horas pode ser de grande valor, pois ela pode trazer pontos ainda não pensados pelos pais e que podem fazer a diferença.

É importante que os pais estejam dispostos a rever decisões quando necessário, e isso ensina a criança sobre errar, tolerar seu erro e como consertar, e também sobre os pais não serem perfeitos (o que os aproxima da criança). Portanto, flexibilidade nas situações necessárias torna os cuidadores mais coerentes. O importante é os pais estarem *seguros e tranquilos* com relação às suas decisões (mesmo que isso signifique voltar atrás em alguma decisão tomada anteriormente) – em outras palavras, confiantes que estão fazendo o que realmente acreditam ser o melhor para *seus* filhos.

Nesse sentido, reforçamos que não existe um modelo ideal de sucesso, uma vez que cada criança e cada família têm as suas particularidades, às quais é necessário se adaptar. Conhecer bem a criança e analisar a realidade e os valores da família é a base para que os cuidadores escolham como proceder, e isso vai sendo adaptado sempre que necessário para que o objetivo (uma criança se desenvolvendo com saúde e um bom funcionamento familiar) seja alcançado. Por isso, fórmulas prontas de manejo, classificação de crianças e outras abordagens semelhantes geram pais frustrados, que se sentem incapazes tanto porque seu filho não se encaixa totalmente em nenhuma das categorias, como porque tentam aquelas abordagens indicadas e não têm sucesso.

Vamos ver a seguir o exemplo do André e sua família.

André e um conteúdo inadequado

André, de 9 anos, certo dia procurou sua mãe, com quem tem uma ótima relação. Eles conversam muito sobre diversos assuntos; a mãe sempre se mostra muito interessada na vida do filho. O pai viaja bastante, então é com ela que ele acaba se abrindo mais.

Nesse dia, André disse a sua mãe que achava que tinha assistido a uma coisa na internet que não era muito legal e que estava se sentindo mal com isso. A mãe perguntou o que ele tinha visto, mas André se mostrou constrangido de contar. A mãe então lhe tranquilizou e lhe disse que a internet é muito legal e útil, mas que tem muitas coisas que não nos fazem bem. Se ele não se sentiu bem tendo assistido ao vídeo, então que não o assistisse mais.

A mãe ainda lhe disse que, se ele estava constrangido em contar o que havia assistido, que ela poderia acessar o link do vídeo para que depois eles pudessem conversar. A conversa entre André e a mãe teve um tom amigável e amoroso. André se mostrou mais tranquilo que a mãe visse o que ele tinha assistido (era um vídeo pornográfico), embora não quisesse conversar especificamente a respeito porque tinha ficado envergonhado.

A mãe então intensificou a vigilância dos acessos do filho à internet e não encontrou mais nada inadequado. Posteriormente, mãe e pai conversaram com André sobre o uso seguro e adequado da internet, e novamente foi uma conversa amorosa e instrutiva.

Nessa situação, é possível ver como o vínculo forte e de confiança é importante para o uso seguro da internet. Nem todas as crianças contam aos pais o que fazem na rede (inclusive utilizando dispositivos de amigos), mas recorrem aos pais quando precisam e carregam com eles o que os pais ensinam. Por vezes, temos a sensação de que os filhos não ouvem o que falamos, mas a repetição das instruções e combinações não acontece em vão. Ou seja, os ensinamentos vão sendo progressivamente internalizados e fortalecidos com o passar do tempo e com a presença dos pais.

Dicas valiosas

Dica 1: mesmo as estratégias que costumam funcionar muito bem provavelmente não vão funcionar em todas as situações!

Dica 2: valorizar o que a criança faz de bom aumenta a autoestima dela e dá mais crédito para quando os pais precisam mostrar que algum comportamento é ruim. Os pais que só criticam sem valorizar as boas ações e as qualidades do filho tendem a ficar mais afastados e repetitivos. A criança sabe que a crítica vai chegar e não vai ter motivação para fazer diferente, porque tem a sensação de nunca agradar os pais.

DOIS DESAFIOS

Controlar o conteúdo assistido ou acessado

Essa é, sem dúvida, uma das principais dificuldades encontradas pelas famílias ao lidar com o uso das mídias digitais. Mesmo que as crianças não busquem ativamente conteúdo inadequado para sua idade, muitas vezes estão com amigos que acessam e acabam assistindo junto.

Às vezes, os amigos (principalmente pré-adolescentes) falam sobre determinados assuntos, como sexo, e a criança se vê tendo que buscar o mesmo conteúdo para estar inserida no grupo. Por mais que ela esteja bem instruída ou que pareça conhecer e compreender tudo sobre uso seguro dos dispositivos digitais, não podemos esperar que tenha bom senso para avaliar todas as situações de risco, até porque isso não depende de conhecimento no manejo do aparelho, mas de maturidade – então, é fundamental supervisionar e determinar regras, mas sem deixar que a criança decida sozinha quando parar ou o que pode ou não assistir (cobrando dela uma maturidade que não tem).

No caso das crianças maiores, principalmente as que já têm seu próprio dispositivo ou que têm amigos que acessam dispositivos eletrônicos, controlar de modo absoluto é quase impossível. Muitas vezes, para os pais é difícil dosar estar presente e vigilante sem ser invasivo – aliás, não é uma boa estratégia os pais pegarem os dispositivos ou acessarem as contas da criança sem que ela saiba. Por outro lado, também não é nada prudente que os pais não tenham a senha dos dispositivos. O melhor é combinar com a criança e, inclusive, estimular que ela mesma mostre aos pais o que está vendo/fazendo.

Fazem parte dessa conversa (amigável, não confrontativa ou ameaçadora) perguntar se a criança já acessou ou viu algo que a deixou desconfortável de alguma maneira, ou se ela ou algum amigo já ficou desconfortável com algo que alguém tenha lhe dito. As reações da criança diante desse encontro podem dizer bastante sobre o que está acontecendo. Se ela hesita, se mostra insegura ou se recusa a mostrar algo, temos um indício de que algo pode estar acontecendo. Até mesmo em situações de *bullying*, muitas crianças escondem o que está acontecendo, pois têm medo da reação dos pais (de que possam querer falar com a escola ou com os pais dos agressores, por exemplo).

Então, além de estarem atentos às alterações comportamentais da criança (sono, desempenho escolar, amizades, relações familiares etc.), é preciso conversar francamente com os filhos de forma amigável.

Isso tudo vale para crianças em idade escolar. Os pré-escolares devem assistir a vídeos e jogar na presença e sob supervisão dos pais.

Lidar com o tédio

É difícil tanto estabelecer quanto manter o equilíbrio das atividades na rotina. Somado a isso, sabemos o quanto as mídias digitais são sedutoras! Mesmo nós, adultos, facilmente nos perdemos no tempo ao usar redes sociais, internet e jogos. As mídias digitais são maravilhosas e nos absorvem, pois foram construídas para isso (mais detalhes no capítulo sobre redes sociais!); portanto, a maioria das pessoas precisa de bastante autocontrole para administrar o uso, seja para trabalho, entretenimento, estudo, procrastinação, seja para preenchimento de tempo ou para acabar com o tédio.

Não ter o que fazer está associado a uma angústia que as crianças têm tido mais dificuldade de administrar. Aliás, "tédio" é uma palavra que tem aparecido muito no consultório, pois as pessoas (principalmente as crianças) sofrem quando estão sem fazer alguma atividade. As brincadeiras livres têm perdido espaço, e isso tem impactado a criatividade e a capacidade de solução de problemas (veja a Figura 3.1).

Essa última parte parece que tem sido mais difícil para as crianças que usam muito os dispositivos eletrônicos, principalmente de forma recreativa. Lidar com o tédio e buscar estratégias criativas para resolvê-lo tem sido motivo de muita angústia para as crianças e seus pais, que se sentem na obrigação de aliviar o desconforto da criança. A pergunta é: por que a criança não poderia sentir tédio ou se frustrar?

Tédio e frustração fazem parte do desenvolvimento cognitivo e socioemocional, e envolvem a autorregulação; ou seja, essas habilidades se desenvolvem a partir desses desafios. Além do mais, estar descontente não é o fim do mundo, e é completamente possível sentir frustração sem se deixar destruir por ela, e então fazer algo para aliviar esse sentimento.

FIGURA 3.1:

O caminho do tédio

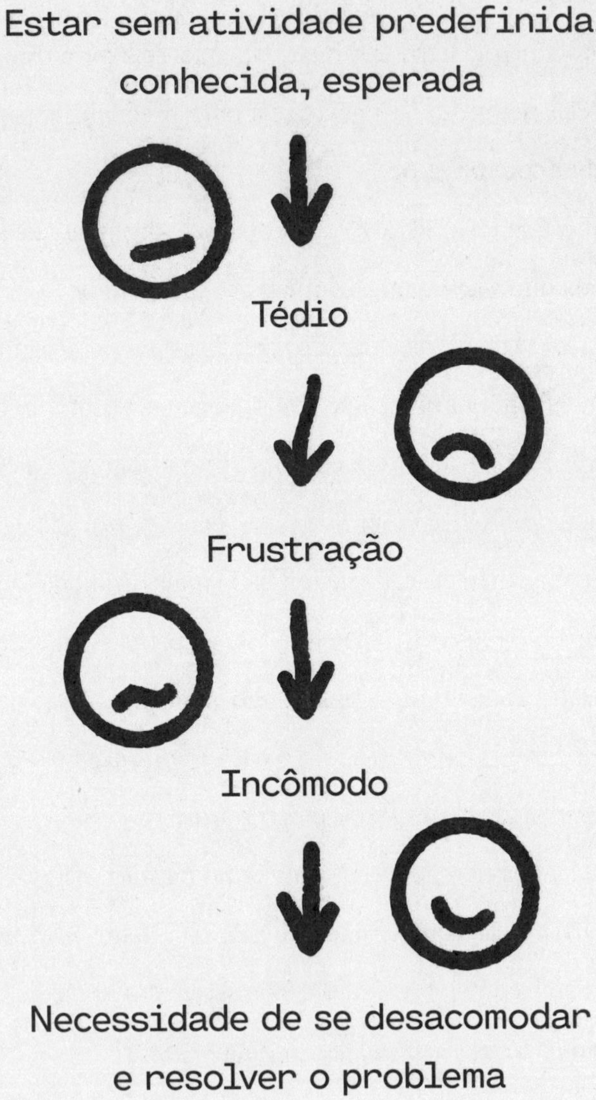

Estar sem atividade predefinida, conhecida, esperada

Tédio

Frustração

Incômodo

Necessidade de se desacomodar e resolver o problema

Para finalizar, vejamos a história do Vicente, que mostra como o acompanhamento do que as crianças assistem é imprescindível e pode evitar diversos problemas para os pais e para as crianças.

Vicente e seus sintomas

Vicente tem 8 anos e passa bastante tempo no celular dos pais e no seu tablet. Os vídeos do YouTube Kids são muito infantis para ele, então, seus pais deixam que ele assista ao YouTube padrão. A mãe, de vez em quando, supervisiona o que Vicente está assistindo e nunca viu nada demais nos conteúdos que ele acessa. Entretanto, Vicente começou a ter pesadelos frequentes, buscando a cama dos pais para se acalmar.

Em seguida, começou a roer as unhas e a apresentar dores de cabeça e de estômago quase diariamente. Conversando com os pais, a psicóloga pediu que consultassem o histórico dos acessos na internet feitos por Vicente, além de ficarem por perto sempre que ele acessasse a rede. Descobriram pesquisas no Google como "sexo" e o acesso a vídeos sobre o tema. Também estava acessando conteúdos assustadores demais para a idade dele.

Tem sido cada vez mais comum que crianças acessem conteúdo inadequado, gerando ansiedade, que pode ser manifestada de diversas formas, entre elas pesadelos, dores de barriga e de cabeça, náuseas, comportamentos compulsivos como roer unhas, arrancar cabelos e pelos do corpo. A atenção dos pais é o ponto-chave para evitar situações assim.

FAMÍLIAS E ORIENTAÇÕES PARA MÍDIAS DIGITAIS

Cada família tem sua configuração, situação socioeconômica, experiências educacionais e história de vida. Respeitamos as escolhas e situações de cada uma, e entendemos que é impossível dar conta de todas as configurações possíveis. Por isso insistimos tanto em considerar o contexto de cada criança, cada indivíduo e cada família para avaliar quais seriam as melhores estratégias naquele momento de suas vidas. Entretanto, a essência das orientações é a mesma.

O que complica a situação é quando a criança frequenta ambientes diferentes, com rotinas diferentes (como no caso de pais separados), pois instabilidade de regras e limites podem gerar muita angústia. Retomamos aqui a importância de os cuidadores estarem em sintonia! Quando temos pais que têm condutas opostas (o que muitas vezes acontece dentro da mesma casa), isso enfraquece a imagem de cada um dentro da criança. Ela cresce diante de pais divergentes e testa sua força em uma "queda de braço" – que é exaustivo para a criança e para a família, pois ela se sente desamparada, uma vez que percebe que os pais não são fortes o suficiente para contê-la e protegê-la.

A dica para pais separados (ou avós que ajudam a cuidar e outras configurações semelhantes) é que sempre haja muita conversa entre os cuidadores, a fim de que entrem em um consenso razoável, de modo que a criança possa ter uma rotina e limites mais organizados e estáveis.

Avós e outros cuidadores podem desautorizar os pais modificando combinações prévias, mesmo que estejam agindo na melhor das intenções. Claro que em casa de avó as regras acabam flexibilizando mais, mas isso precisa ser feito com respeito à opinião dos pais e dentro de certos limites, o que se determina por meio do diálogo.

Com frequência, apesar de os pais repassarem com a criança e com demais cuidadores alguma regra antes de saírem para trabalhar, ela acaba não sendo cumprida (seja porque essa outra pessoa não quis entrar em confronto com a criança, seja porque não se sentiu à vontade para ser firme – o que geralmente não é mesmo sua função –, ou, ainda, porque discorda da opinião e das regras colocadas pelos pais). Educar e colocar limites por si só já é bastante difícil, mas fica quase impossível em meio a discordâncias, instabilidade, imprevisibilidade e disputa de autoridade.

Sob outro enfoque, uma situação que frequentemente mexe com os pais é quando a criança reclama que os pais de um amigo permitem algo que na sua casa não é permitido. Aqui, temos diferentes possibilidades, mas em todas sugerimos que a criança seja ouvida e validada nos seus sentimentos e desejos:

a) *Quando os pais realmente não concordam com a solicitação da criança*, precisam afirmar que cada família faz o que acha melhor para os seus filhos, e isso muda de família para família. Se os pais do amigo permitem que ele jogue um jogo com classificação indicativa bem acima da idade indicada, isso não se aplica a todas as outras famílias. "Entendemos que você também quer ter esse jogo e que ficou chateado por não permitirmos, mas nós, seus pais, conversamos e seguimos pensando que ainda não é o melhor para você por enquanto. Mais adiante, podemos conversar de novo". Não prolongar muito essa conversa (apesar dos prováveis argumentos da criança) é uma boa estratégia – sempre com os pais demonstrando segurança.

b) Quando os pais percebem que a criança pode estar tendo algum prejuízo com uma combinação anterior, vale repensar. Por exemplo, se uma menina de 9 anos é das únicas que não têm WhatsApp na turma da escola e entre as amigas mais próximas. Ela anda chateada com isso e se sentindo de fora do grupo. Nesse caso, os pais podem conversar com a filha, analisar melhor a situação e quem sabe até buscar informações e ideias com outros pais, para buscar alternativas de comunicação.

Vejamos agora a história da Nina, que mostra o perigo da superexposição nas redes sociais.

Sexting

Nina, com 13 anos, começou a se expor pelo WhatsApp com fotos sensuais para meninos da sua escola. Obviamente, isso no início despertou muito interesse deles, e ela estava gostando de se sentir desejada, embora não se envolvesse efetivamente com ninguém.

Entretanto, a situação saiu completamente do seu controle. As fotos foram intensamente repassadas, e ela passou até a ser ridicularizada. Era uma menina com diversas dificuldades, pais distantes devido ao excesso de trabalho e que não entendiam como as redes sociais funcionavam. Apesar do esforço da escola de comunicar os pais e orientá-los, quando Nina chegou no consultório não se sentia mais segura e teve de trocar de escola.

Mesmo assim, depois da troca e da maioria das fotos ter sido retirada de circulação por meio de intervenção policial, ela ainda precisou de acompanhamento terapêutico e familiar por muito tempo, para lidar com o bullying e o sofrimento.

O PAPEL DA ESCOLA E DOS PROFESSORES

O uso das mídias digitais também acontece nas escolas, tanto por atividades regulares (tarefas, pesquisas, plataformas digitais de ensino), quanto por "uso paralelo" (antes e depois da aula, no intervalo). Quando bem utilizadas, as tecnologias são ótimas aliadas do aprendizado.

As regras obviamente podem variar de escola para escola, mas é importante que sejam claras, coerentes e informadas tanto para os alunos como para as famílias. A clareza da conduta definida pela instituição diante dessas situações auxilia muito os professores a não se sentirem sozinhos (já que existe uma instituição que impõe essas regras e orienta a conduta quando elas forem descumpridas). Isso reforça a segurança e a autoridade dos professores, que ultimamente têm se sentido muitas vezes desrespeitados e impotentes diante do uso de celulares em sala de aula.

A escola também tem um papel fundamental em sua participação na supervisão e orientação de pais e cuidadores, pois acompanham as crianças diariamente e podem perceber sinais de que algo não anda bem antes mesmo da família. Novamente, reforçamos a importância dessa parceria entre família e escola, que não deve ser um "jogo de empurra", mas sim de colaboração, pois o uso das tecnologias pelas crianças ainda é algo recente e está em constante mutação. Sendo assim, faz muito sentido que haja colaboração entre os dois principais ambientes em que a criança vive.

A preocupação vai além do simples "estar no celular durante a aula". Tem a ver com o uso inadequado das mídias, como fotografar colegas em situações constrangedoras, ofender os demais ou alguém em particular ou praticar *bullying* em grupos no celular. Nesses casos, como são situações que podem acontecer dentro da escola (e, mesmo que aconteçam fora da escola, de alguma maneira irão repercutir em ambiente escolar), a escola precisa agir. Isso pode ser feito de formas muito efetivas, tanto na prevenção (por meio da educação digital dos alunos e dos pais), quanto na intervenção nas situações em andamento.

Muitas crianças e adolescentes não contam para ninguém quando estão sofrendo uma situação assim por medo de que os pais ou a escola possam agir de forma que os exponha ainda mais e piore a situação. No entanto, existem maneiras efetivas de conduzir situações assim. Por exemplo: chamar o aluno que está sendo vítima para tentar entender melhor o que está acontecendo pode ser um bom primeiro passo. Muitas vezes, acaba sendo necessário intervir de forma mais incisiva, como chamar os demais alunos envolvidos e suas famílias. Seja qual for a situação, a escola pode ajudar a identificar quando algo não vai bem; mas é importante ressaltar que o papel da escola é ajudar, ou seja, ela não pode assumir a responsabilidade sozinha. Veja o exemplo a seguir:

Sonhando em ser youtuber

Matheus tinha 8 anos e enfrentou cyberbullying quando começou a perseguir seu sonho de ser youtuber. Ele criou um canal (com o consentimento de seus pais), no qual mostrava imagens do computador enquanto fazia streaming (isto é, jogava e narrava o que estava fazendo). Por vezes, ele próprio aparecia no início ou no final do vídeo dando "oi" ou "tchau" para as pessoas, pedindo likes etc.

Depois de alguns vídeos, ele começou a receber comentários extremamente agressivos de "haters". Começou a se deprimir. Até então, era um menino alegre e, embora tivesse poucos amigos, era afetivo, com boas relações familiares e ótimo aluno, mas começou a apresentar tristeza, ansiedade, isolamento social e dificuldades na escola.

Apesar do anonimato dos comentários, observou-se uma exclusão por parte dos colegas. Os pais eram pessoas presentes e atentas que acompanhavam o canal do menino. A pedido dele mesmo, a mãe procurou a escola e contou o que estava acontecendo – embora a escola percebesse algumas mudanças no aluno, ainda não estava a par do que estava por trás disso.

A professora conversou com a turma toda, sem especificar ninguém, sobre educação digital. Então, um trabalho de reinclusão do menino, de aceitação das diferenças, respeito e outros valores foi feito, e a situação evoluiu bem com o tempo.

Como a história do Matheus nos ensina, alfabetização digital é algo essencial, e é sobre isso que falaremos a seguir.

ALFABETIZAÇÃO DIGITAL

Alfabetização digital é a introdução/preparação da criança ou adulto para o mundo moderno das tecnologias visando à inclusão digital. Envolve conhecer e compreender os recursos que as mídias oferecem: como usar os dispositivos, saber como funcionam os computadores e a internet, como mecanismos de busca de informações na internet etc.

Sabemos que as novas gerações são "nativas digitais" (ou seja, nasceram quando computadores, internet e smartphones já estavam bastante difundidos), mas, por mais que as mídias sejam intuitivas, é necessário apresentar recursos a elas e instrumentalizá-las para que possam saber usá-las. Isso abre portas para estimular a curiosidade, a criatividade e, inclusive, para tornar o aprendizado mais interessante. Considerando que, a partir de certa idade, o uso das tecnologias pode auxiliar no desenvolvimento infantil e que imergir nesse mundo faz parte de viver no mundo atual, faz sentido que exista um investimento na educação digital.

Conviver desde muito cedo com as mídias digitais não é a mesma coisa que saber utilizá-las da melhor forma e com segurança. Nesse sentido, além de conhecer recursos, também é necessário ensinar a usá-los com responsabilidade, segurança e senso crítico (noções que vão sendo adquiridas conforme a criança amadurece). Aqui, já estamos além da *alfabetização digital,* falando agora de *letramento digital.*

Quem tem a habilidade de letramento digital é alguém que não apenas sabe usar as ferramentas disponíveis, mas faz isso de maneira eficiente, identificando perigos (como links suspeitos, propagandas enganosas e notícias falsas). Envolve também a capacidade de procurar fontes confiáveis e o discernimento de usar o potencial das ferramentas digitais e da internet para seu crescimento: expressão, aprendizado, ampliação de horizontes e repertório cultural. Além disso, uma pessoa com essa habilidade consegue pensar sobre os dispositivos, ferramentas e conteúdos, refletindo sobre o que é útil e o que é superficial, o que vai trazer benefícios e o que é só "mais do mesmo".

Por fim, tanto a *alfabetização* quanto o *letramento digital* podem (mais do que isso, devem) ser aprendidos tanto em casa quanto na escola, uma vez que são conteúdos e treinamentos fundamentais para todas as crianças e adolescentes porque, como já discutimos, a tecnologia digital é uma parte considerável do nosso modo de estar no mundo hoje.

"Nada na vida deve ser temido, apenas compreendido. Agora é o momento de entender mais, para que possamos temer menos."

MARIE SKŁODOWSKA-CURIE, física e química polonesa, duas vezes vencedora do Prêmio Nobel

CAPÍTULO 4

REDES SOCIAIS

Para os adolescentes de hoje, é difícil imaginar um tempo em que as pessoas saíam de casa sem celular, faziam lições escolares sem o apoio das pesquisas online e se comunicavam com seus amigos sem aplicativos de mensagens instantâneas ou redes sociais. Para alguns de nós, ainda é possível lembrar do tempo em que o virtual era visto com desconfiança. Você lembra das discussões sobre a possibilidade de encontrar o amor online? Em um mundo em que o Tinder e semelhantes são completamente aceitos, em que relacionamentos começam e terminam mediados por *apps* e algoritmos, existe uma expectativa de que todo mundo tenha perfis em redes sociais. A época pré-internet parece muito, muito distante...

Porém, quando as crianças começam a entender quanto da vida contemporânea passa pelas redes sociais, surgem outros questionamentos: qual o melhor momento para que tenham contato com elas? Será que não é perigoso? Será que precisam mesmo? O que fazer quando surge aquela pressão de outras crianças, cujas famílias permitem o uso de redes como Instagram, WhatsApp e TikTok (e suas variações futuras) mesmo antes dos 10 anos?

Tudo isso é bastante novo, considerando a velocidade com que a internet se desenvolve. Modas vêm e vão; os memes do ano passado já foram esquecidos. A rede social do momento já mudou. Para pais, terapeutas e professores é fácil lembrar da vida de antes das redes sociais, mas as crianças não conhecem outro mundo. Independentemente da idade, pode ser difícil entender como as redes sociais funcionam!

A boa notícia é que isso não é motivo para pânico, pois, como toda forma de tecnologia, as redes sociais pedem certa cautela, mas, com um pouco de reflexão, poderemos enxergar as revoluções positivas que surgiram graças a uma conectividade maior: expressão pessoal, proximidade com amigos e família, compartilhamento de notícias e até novos modelos de negócios e profissões.

Então, vamos falar sobre redes? Para começar, retornando para a família de Vitor e Sofia, vamos conhecer a história da vó Ana.

Vó Ana e as Redes

Vitor e Sofia chegaram à casa da vó Ana no fim da tarde de sexta-feira, cada um com sua mochila para passar a noite. Dormir lá era muito legal, já que a vó sempre os deixava comer doces e pedia uma pizza ou fazia uma janta especial. Desta vez, o vô Carlos não estava, pois tinha ido visitar um amigo. Os pais de Vitor e Sofia iam ao cinema pela primeira vez desde que a pandemia tinha começado.

— Precisamos mesmo de um tempo para nós dois — disse Melissa, a mãe das crianças, enquanto se despedia dos filhos na porta da casa.

— Podem ir e divirtam-se. Vocês merecem — disse vó Ana.

Melissa abraçou a mãe e parou ali por um momento. Tinha pensado muito nesse momento, quando a situação da pandemia estivesse melhor e seria possível sair de novo. Mas, agora que estava acontecendo, era difícil. Será que era mesmo seguro? Será que as crianças iam ficar bem? Fazia tempo que eles não dormiam fora...

— Vai logo — riu vó Ana. — Pode deixar que eu cuido deles.

Vitor e Sofia já tinham largado as mochilas no quarto. Ele se atirou no sofá e ligou a televisão. Sofia abraçou a vó.

— Tô com fome.

— Poxa vida, já? — ela riu. — Vamos ver o que tem para comer!

A vó Ana tinha preparado uma lasanha para mais tarde, então, agora era hora de sanduíche e chocolate quente. Enquanto as crianças comiam, a vó se sentou no sofá e ficou mexendo no celular.

— O que você tá fazendo, vó? — perguntou Sofia.

— Vendo as minhas mensagens no WhatsApp.

Sofia comeu devagar e ficou olhando a avó, que estava muito concentrada no seu aparelho. Esperou um tempão, mas nada de a avó terminar o que estava fazendo...

— Hoje, na escola, a Manoela tava muito mandona — disse Sofia.

— Ah é? Que coisa... — disse a avó, sem tirar os olhos da tela.

O QUE SÃO REDES SOCIAIS E COMO FUNCIONAM

De maneira bem ampla, podemos definir as redes sociais como aplicativos ou serviços baseados na internet que funcionam por meio da criação e do compartilhamento de conteúdo pelos usuários. As interações podem ser síncronas (ao vivo, simultâneas) ou assíncronas (em momentos diferentes para cada pessoa). Além da criação e do compartilhamento de conteúdo, geralmente envolvem formas de reação ou engajamento, como *likes*, emojis ou comentários. Assim, alguns exemplos de redes sociais são Instagram, Facebook, TikTok, Discord, Twitch, Twitter e até mesmo WhatsApp e YouTube.

É interessante pensar que novos *sites*, redes e serviços estão sempre surgindo. Você talvez se lembre do Orkut, a primeira grande rede social que fez sucesso no Brasil. Depois de um tempo, foi substituída pelo Facebook na preferência dos usuários. O Vine foi bastante popular por um tempo para postar vídeos curtos, mas logo foi substituído pelo TikTok. Se levarmos em consideração as definições que apresentamos, as redes sociais se assemelham em seus objetivos e em seu funcionamento básico: os usuários têm um perfil, onde postam conteúdos como textos, imagens e sons, e podem reagir e comentar em conteúdo de outras pessoas ou simplesmente trocar mensagens. Os nomes mudam, mas as "funções" básicas são muito semelhantes.

É difícil apontar exatamente quais são as vantagens e desvantagens das redes sociais, já que seu uso é tão difundido e diverso. De acordo com os dados oficiais divulgados pela Meta (empresa que engloba a família de aplicativos Facebook, Instagram e WhatsApp), o faturamento esperado em 2023 é de cerca de 26-28 bilhões de dólares, após atingir a marca de 2 bilhões de usuários (aproximadamente 25% da população mundial). Isso sem contar outras redes como o TikTok, que anunciou em 2021 ter chegado à marca de 1 bilhão de pessoas acessando sua rede. Ou seja: redes sociais são um movimento global, de grandes proporções, que afeta uma parte considerável da população do planeta. Com um uso tão difundido, é difícil lutar contra a pressão social que leva às redes, ainda mais em um país como o Brasil, onde nossa falta de costume de acompanhar as idades recomendadas leva muitos pais a permitir que crianças pequenas tenham suas próprias contas.

O primeiro passo para conhecer e avaliar o uso de redes sociais é uma conversa entre pais e filhos (e entre os pais), para saber por que o filho precisa de um perfil em rede social e se isso teria alguma utilidade para essa criança. Talvez seja uma forma de comunicação que não poderia acontecer de outras maneiras, como para manter contato com amigos e familiares durante um período de isolamento como a pandemia de covid-19.

Por outro lado, vamos lembrar que, ao acessar uma rede social, a criança está na internet, um espaço sem muita moderação, e poderá ser exposta a conteúdos ainda não apropriados para sua idade, como violência ou estimulação da sexualidade antes da hora. Estamos mencionando isso não com o objetivo de assustar, mas para que seja uma escolha consciente. Há muitos motivos válidos para usar redes sociais, mas, como toda ferramenta ou tecnologia, elas trazem certos perigos que podem ser evitados ou prevenidos por meio do uso mais saudável possível.

Uma das melhores redes para as crianças começarem a entrar é o WhatsApp, inicialmente usando a conta de um adulto e sob sua supervisão. Trata-se de um primeiro momento em que a criança pode compreender melhor esse ambiente digital e praticar como se comportar nele – aqui ressaltamos a necessidade de que a família se conscientize do modelo que oferece para a criança! O assunto das redes sociais precisa estar circulando na família bem antes do momento em que a criança recebe seu primeiro dispositivo eletrônico, para que esteja preparada – veja a dica da autora a seguir:

Dica da Aline

Durante uma palestra em uma escola, ouvi o depoimento de uma aluna de Ensino Médio que me alertou para as nuances do uso das redes sociais. Depois de uma conversa de uma hora falando sobre uso saudável da tecnologia e os perigos das redes para a saúde mental, abri espaço para perguntas. A aluna levantou a mão. "Na verdade, não é uma pergunta", disse ela. "Eu queria dizer uma coisa para os meus colegas." Ela continuou: "Eu só queria dizer a todo mundo que meus pais não me deixam usar redes sociais. Então queria pedir para não me deixarem de fora quando tiver alguma festa ou conversa. Não é que eu não queira ir. Só não posso usar o Instagram ou o WhatsApp para combinar."

É fácil focar nos perigos e esquecer que redes sociais também são importantes para a comunicação, especialmente com crianças mais velhas e adolescentes. Assim, é importante que os pais entendam os diferentes contextos e flexibilizem o uso quando os benefícios superarem os riscos.

A criança está atenta a tudo, o que significa que os pais podem aproveitar um momento em que estejam comentando sobre algum conflito no WhatsApp para abordarem o assunto com seus filhos. É hora de indicar como é importante ser educado e lidar com conflitos da forma apropriada, inclusive sinalizando que algumas situações se resolvem pessoalmente, porque as mensagens por escrito podem ser mal-interpretadas, e uma ironia, por exemplo, pode não ser entendida. Não temos como perceber a expressão da pessoa ao conversar por texto, e isso algumas vezes é insuficiente para uma interação social saudável e completa. Além disso, a importância do consentimento, – de não reproduzir ou encaminhar conteúdos, fotos e vídeos sem autorização – é um ponto muito importante de abordar com eles.

Não espere o primeiro celular, tablet ou videogame para falar sobre uso saudável, perigos e boas práticas. Fale, converse e sirva de modelo ao longo da infância. Construa com as crianças a noção de que tudo que está na internet – mesmo o que foi apagado, pode ter sido arquivado, alguém pode ter dado um *print* (copiado uma imagem da tela) e compartilhado com outros. Isso vale para qualquer coisa, a qualquer momento, mesmo com pessoas que conhecemos – em outras palavras, o que é publicado e compartilhado na internet fica lá virtualmente para sempre.

Quem está perto das crianças deve prestar atenção se o uso das redes sociais tem um potencial criativo ou se só alimenta um funcionamento alienante. Por exemplo: uma coisa é usar as redes sociais para compartilhar fotos, poemas, vídeos, para entrar em contato com as amigas e combinar um passeio, tirar uma dúvida de uma prova ou interagir socialmente com as pessoas que conhece na sua vida presencial. Outra situação completamente diferente é ficar vagando pelos posts, rolando o feed interminavelmente e assistindo a vídeos sem motivo só para passar o tempo, fugir de responsabilidades e adiar tarefas. Quando questionamos essas pessoas que ficam 'vagando' pelas redes, às vezes elas nem sabem dizer o que estavam fazendo, o que viram no Instagram, o que fizeram de interessante. Nesse caso, pode ser uma indicação de que o uso está servindo para anestesiar, fugir, escapar de sentimentos, obrigações ou reflexões. Vamos dar mais uma espiada na história de Sofia e sua vó.

O celular da vó

Sofia ficou balançando os pés, sentada, enquanto terminava de comer. Assim que terminou, foi ao banheiro. Quando saiu, a avó ainda estava entretida com o celular.

— *Vó, o que a gente vai fazer?*

— *Só um pouquinho, Sofia, preciso ver isso aqui.*

Sofia olhou pela janela. Tinha um monte de nuvens. Será que ia chover? Ela não gostava de barulho de trovão. Dava medo. Um raio riscou o céu e ela deu um pulo.

— Você viu aquele raio, vó?

— Não vi...

Sofia lembrou de uma coisa que havia aprendido na aula de educação física.

— Olha o que eu sei fazer, vó!

Ela se deitou de costas no chão, firmou os pés, colocou as mãos para trás e se impulsionou, erguendo o tronco.

— É uma ponte!

— Nossa, que legal! — disse a vó. Sofia ficou feliz, mas, assim que se sentou de novo, percebeu que a vó não tinha visto nada.

Finalmente, Sofia correu para o lado da avó e espiou por cima do ombro dela. Estava passando o dedo na tela e olhando um monte de fotos diferentes: de pessoas, lugares, às vezes uns vídeos.

— O que é isso?

— São os posts das pessoas que eu sigo.

— Ah. Instagram? Tem uma amiga minha que tem conta. Ela ganhou um celular de aniversário.

Do outro lado da sala, Vítor entrou na conversa, sem tirar os olhos da televisão. Ele estava vendo vídeos de gameplays, de pessoas jogando.

— Uma colega sua já tem celular, é? Não é meio cedo? Eu precisei pedir umas mil vezes até ganhar um!

— Eu quero um celular também! — disse Sofia. — Vou pedir de aniversário.

— Aham — disse a vó, ainda no celular, passando o feed para cima com dedo.

— Vai sonhando — riu Vítor. — O pai e a mãe não vão deixar. Você é muito nova.

Sofia fez uma careta e cruzou os braços, contrariada.

IDADES RECOMENDADAS E REDES SOCIAIS

A primeira pergunta que surge quando falamos de crianças e redes sociais é: qual a idade recomendada? Há um certo consenso de que 13 anos é a idade mínima, pelo menos de acordo com os próprios *apps* e *sites*, mas não é tão simples assim. A preocupação das empresas não é com o conteúdo adequado para essas faixas etárias, pois a moderação é precária, feita por sistemas automatizados e eventuais denúncias dos próprios usuários. A principal motivação é a *Lei de Proteção à Privacidade Online de Crianças* dos Estados Unidos (*Children's Online Privacy Protection Rule* ou COPPA), que determina 13 anos como a idade mínima para que as empresas rastreiem e coletem dados pessoais.

Há muito conteúdo nas redes que é completamente inapropriado para crianças. Alguns profissionais recomendam um acesso mais tardio, como aos 16 anos, mas, como discutimos anteriormente, sabemos que cada pessoa tem necessidades e capacidades diferentes. Podemos concordar, entretanto, que para as crianças abaixo dos 10 anos os riscos tendem a ser maiores que os benefícios. Vamos explorar os motivos para isso ao longo do capítulo (veja o Quadro 4.1).

> **QUADRO 4.1:**
> **Idades mínimas**
>
> Cada serviço online tem uma idade mínima para seu uso, de acordo com seus **termos de uso**:
>
> *Facebook, Gmail/Google, TikTok, Instagram, Snapchat, Twitter*: 13 anos
>
> *YouTube*: sem restrições para acessar, mas é preciso ter 13 anos para criar uma conta no Google.
>
> *WhatsApp*: 13 anos (na Europa, 16 anos)
>
> *Telegram*: 16 anos
>
> *Tinder*: 18 anos

Outra situação importante que precisamos considerar é a exposição de menores de idade nos perfis dos adultos. É muito comum que pais e parentes postem fotos de suas crianças, e eles fazem isso com a melhor das intenções, é claro: compartilhar a alegria, o comportamento e as conquistas dos pequenos. Porém, expor uma criança em redes sociais pode ser complicado. Por um lado, é uma questão de segurança, pois não sabemos exatamente quem nos segue ou por quê. Por outro lado, geralmente é uma exposição sem consentimento – você perguntou à criança se ela quer aparecer na internet? Será que ela sabe o que estão falando sobre ela publicamente online? E, mesmo que ela queira, será que essa postagem vai trazer algum benefício ou causar algum problema para ela no futuro?

As redes são tão novas que os adultos de hoje não cresceram com elas, portanto, estão apenas começando a lidar com problemas gerados por imagens, vídeos e posts antigos. Como seria para você caso seus chefes, colegas de trabalho e futuros empregadores tivessem acesso à sua vida inteira, fotos e vídeos seus desde quando você era criança? Você se sentiria bem com esse tipo de exposição? Mais ainda: e se existisse conteúdo online de suas escolhas ruins, uma noite de festa durante a adolescência, algum comentário sem pensar ou algo ainda mais constrangedor? Depois que algo é postado, copiado e compartilhado, torna-se muito difícil apagar todos os rastros do passado digital.

É possível que você tenha passado pela infância e pela adolescência sem redes sociais, mas não podemos tratar as crianças como se não tivessem um futuro pela frente, como se ter a intimidade e a privacidade preservadas simplesmente não fosse uma opção. No nosso impulso de compartilhar e registrar tudo que se relaciona com a vida dos nossos pequenos, nos esquecemos de que o tempo passa e as informações sobre aquela criança vão se acumulando na rede, seja publicamente, seja nos bancos de dados das grandes empresas de tecnologia. A privacidade é um direito, e pensar nisso antes de postar é questão de bom senso e empatia.

PENSANDO NO FUTURO E PREVENINDO PROBLEMAS

A adolescência não é nosso foco aqui, mas vale a pena lembrar que a infância é a semente da adolescência, e a orientação de agora para o uso benéfico vai refletir lá adiante. Por exemplo: um dos usos justificáveis e até saudáveis das redes sociais é para acompanhar ídolos (artistas, atores e atrizes, bandas...), porque é um processo natural desse período: a busca por modelos externos, uma construção e redefinição de sua identidade, em um gradual afastamento do núcleo familiar. Nesse caso, é um uso com interesse e propósito.

A presença parental é o segredo para melhor conhecer e guiar nossos filhos. Quem a criança segue no Instagram, TikTok, Twitter ou YouTube? Por quê? O que tem de interessante por lá? Aproveite para orientar a não aceitar pedidos de amizade de pessoas desconhecidas, que tipos de fotos, vídeos e textos são apropriados para postar, não compartilhar informações pessoais, como endereço, nome da escola e nome completo. E isso pode ser feito tranquilamente, sem discursos assustadores!

Acreditamos que a maioria das pessoas é "do bem", mas é claro que há uma parcela de gente perigosa, tanto online como offline. Um discurso catastrófico que vise puramente a colocar medo nas crianças corre o risco de ser uma orientação vazia, que não vai ser levada a sério e pode levá-las a se afastarem dos pais. Subestimar os pequenos é um erro, pois prejudica um acordo de confiança com eles, e essa confiança vai ser fundamental no futuro, quando eles se tornarem mais independentes e viverem suas vidas longe do olhar constante de seus cuidadores.

Em atividades e palestras em escolas, várias vezes recebemos relatos de crianças e adolescentes que dizem que percebem que passam tempo demais em redes sociais, que gostariam de passar menos, mas não conseguem. Só que elas não dizem isso para os pais, com medo de receber castigos ou mais limitações. Por isso, é importante sempre ressaltar os dois lados da moeda! Sabemos que há perigos, mas também existe um potencial das redes para saber o que está acontecendo no mundo, conhecer seus ídolos, aprender sobre outras culturas e realidades, e também para manter contato com pessoas queridas. Tenha uma visão realista da situação e torne-se uma pessoa com a qual se pode conversar, pois as crianças não podem ter medo de falar com os pais, cuidadores, professores e terapeutas. Oriente-as a procurar adultos de confiança sempre que surgir algo na internet que eles não entendam ou que as façam se sentir desconfortáveis, mesmo que não saibam bem por quê. Veja a Figura 4.1, que traz alguns pontos de atenção que devemos ter com as redes sociais.

As crianças estão em um processo de construção de valores, de autoconhecimento e autoconsciência, por isso ainda precisam da ajuda de adultos responsáveis, estabelecendo alguns limites para que possam, aos poucos, internalizar essas orientações. Juntos, pais, cuidadores e profissionais podem ajudá-los a entender quais são as formas mais seguras e os momentos propícios para o uso.

Uma provocação: você já parou para pensar em quanto tempo fica nas redes sociais? Inclua todas na lista: Facebook, TikTok, Instagram, WhatsApp, Twitter, Reddit, Snapchat... e depois faça uma lista de outras atividades que você gostaria de fazer: desenhar, ler, escrever, tocar um instrumento, ouvir música, caminhar, ir à academia, praticar um esporte, sair com amigos, descansar, dormir mais cedo, praticar um novo *hobby*, aprender uma língua...

Será que as redes estão tomando muito tempo do seu dia?

Você já percebeu quanto tempo passa no celular? Alguns minutos de cada vez tornam-se horas com muita facilidade. A maioria dos celulares e dispositivos eletrônicos têm algum relatório de *bem-estar digital* em suas preferências. Dê uma olhada e veja quanto tempo você passa por dia e quais apps estão consumindo mais o seu tempo. Pense: 4 horas por dia é a mesma coisa que um emprego de meio período! Será que seu emprego de meio período é ficar no celular? Ou você poderia equilibrar melhor as atividades?

Ainda não temos uma definição de *dependência de redes sociais* da mesma maneira como temos para *dependência de jogos digitais (também chamada de gaming disorder)*: os manuais de saúde mental como o DSM (da Associação de Psiquiatria Americana) ou o CID (da Organização Mundial de Saúde) não trazem ainda condições específicas ligadas às redes, mas é cada vez maior o número de artigos científicos que apontam que essa condição já existe, com sintomas como perda da noção do tempo,

FIGURA 4.1:
Pontos de atenção com as redes sociais

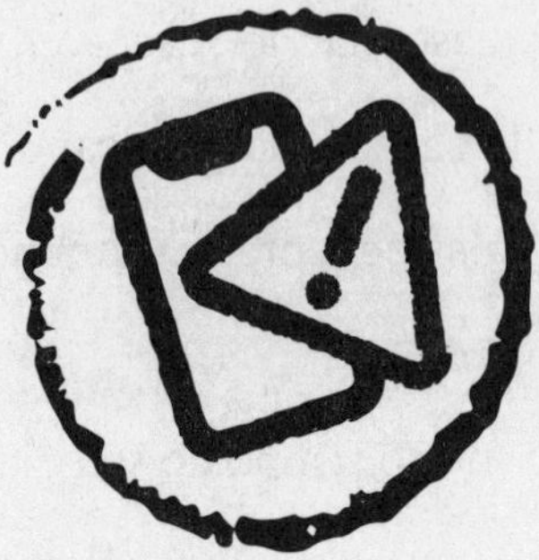

Objetivo: as redes sociais são úteis para você ou só servem para matar tempo?

Tempo: cinco minutos facilmente tornam-se horas.

Equilíbrio: abrir mão de outras atividades importantes pra ficar nas redes é um sinal de alerta.

Proximidade: conversar com adultos responsáveis é sempre uma boa ideia.

Desconhecidos: não aceite convites para conversas com quem não conhece.

Notificações: desligá-las é uma boa maneira de reduzir a ansiedade e não atrapalhar outras atividades.

Emoção: autorregulação é a capacidade de lidar com as próprias emoções. Como você se sente ao usar as redes? Preste atenção aos próprios sentimentos!

Privacidade: nada de revelar informações pessoais ou conteúdos delicados.

Automonitoramento: crianças mais velhas, adolescentes e adultos têm menos dificuldade em monitorar tempo de uso. Os pequenos, abaixo de dez anos, precisam de mais orientação.

Infinito: o *feed* ou rolagem infinita é um mecanismo para fazer com que você fique mais tempo online.

tentativas fracassadas de controlar ou limitar o tempo e uso para escapar de sentimentos de depressão, tristeza ou solidão.

Vale destacar que as meninas parecem ser mais suscetíveis a problemas com o uso de redes sociais, especialmente se tiverem um histórico de depressão, isolamento e solidão. Os meninos que têm mais problemas com redes sociais, por outro lado, são aqueles que as usam para compensar sua inabilidade social ou dificuldade para se expressar presencialmente.

Um dos usos mais nocivos das redes sociais é para *stalkear* a vida dos outros, ou seja, "investigar" e acompanhar a vida da pessoa através de seus posts, na ilusão de que o que aparece ali é uma representação fiel da realidade. Essa prática tende a gerar mais dependência e pode virar uma obsessão em *viver a vida dos outros.*

Outro perigo grande é para pessoas que já tenham algum sintoma prévio de distorção de imagem ou transtorno alimentar. Redes que focam em fotos e vídeos (como o Instagram) tendem a reforçar problemas de imagem corporal, pela quantidade de filtros, efeitos de luz, ângulos e poses que distorcem a realidade, uma vez que a pessoa que tem essas questões tende a achar que o que vê é real e que ela deveria estar naquele padrão também. Não é que a rede social gere esses problemas, porque existem fatores genéticos, pessoais e familiares, mas ela é parte da cultura, uma forte influenciadora.

Quanto mais tempo as pessoas passam nas redes sociais, mais elas têm a impressão de que o que veem é real, que a vida é injusta com elas e que a vida dos outros é mais divertida e interessante que a sua. Poderíamos pensar que, quanto mais tempo se passa nas redes, mais entenderíamos que elas mostram uma realidade paralela, construída e editada, mas não: tempo demasiado nos faz julgá-las como verdadeiras, e nós nos adaptamos, aceitamos e sofremos com as comparações com nossa vida.

Então, vamos reforçar: pessoas com depressão, ansiedade, transtornos alimentares, ideação suicida ou outra condição associada a sofrimento emocional acabam sendo mais vulneráveis ao uso prejudicial das redes sociais. Por motivos diferentes (imaturidade emocional), crianças saudáveis também acabam sendo mais suscetíveis, sendo esse um dos principais motivos para não usarem as redes sociais antes da idade indicada e especialmente sem supervisão. Pessoas com qualquer tipo de vulnerabilidade deverão ter ainda mais aconselhamento sobre o melhor uso possível.

Além das situações que mencionamos anteriormente, por lá é possível encontrar dicas perturbadoras: como se automutilar para ter mais prazer, como suicidar-se sem dar errado, como as pessoas com bulimia podem vomitar sem fazer barulho, como pessoas com anorexia podem disfarçar a própria fome. Sabemos que esses são temas e possibilidades difíceis de encarar, mas ignorar essa realidade não vai ajudar ninguém; então, respire fundo e concentre-se na prevenção dos problemas. Por outro lado, é importante reforçar que o contrário também é válido: assim como tem gente reforçando comportamentos nocivos nas redes, tem gente ajudando a sair deles: pessoas que compartilham sua experiência, oferecem ajuda, falam sobre como já enfrentaram os mesmos problemas e conseguiram superar. E mais: está cheio de gente online fazendo coisas positivas, compartilhando conhecimento, dicas, cultura, arte e saúde!

O feed infinito de posts, fotos e vídeos, acompanhados por anúncios publicitários cuidadosamente selecionados para terem o maior efeito possível em cada usuário, podem gerar uma sensação de que não estamos fazendo o suficiente, não somos felizes ou bem-sucedidos como os outros, ou estamos perdendo algo. Em outras palavras, a dinâmica das redes sociais pode gerar um medo de ser excluído ou insuficiente.

O que é FOMO?

FOMO significa *Fear of Missing Out*, ou "medo de ficar de fora". No contexto das redes sociais, FOMO se manifesta como vários sentimentos negativos causados por uma sensação de não pertencer ou não estar participando de algo. Pode causar ansiedade, distúrbios de sono, problemas de concentração e dependência de redes sociais em busca de gratificação. Assim, o primeiro passo para combater esse medo é conhecer mais sobre como as redes sociais funcionam.

O DIREITO DE ESTAR VULNERÁVEL

Crianças de 9 ou 10 anos, por mais que estejam em uma família afetiva e atenta, e mesmo que se sintam "grandes", não costumam ter maturidade suficiente para receber, processar e reagir a críticas anônimas ou comentários pejorativos online (uma dificuldade presente também, em graus diferentes, em adolescentes e adultos). Ainda é difícil lidar com o funcionamento dos algoritmos, separar o que veem nas redes da realidade e compreender como os sistemas manipulam sua atenção, direcionam anúncios e selecionam posts para gerar reações fortes. Em resumo, sua estrutura cognitiva simplesmente não está pronta para entender o funcionamento das redes sociais ainda.

A pré-adolescência (9, 10, 11 anos) é um período super variável de pessoa para pessoa e isso torna muito complicado defini-la. Nessa fase, a cabeça está de fato bastante ocupada com questões que geram ansiedade, como a busca mais ativa da identidade, necessidade de aceitação e de fazer parte de grupos, transformações corporais, preocupações com a aparência, distanciamento dos pais e da família. Tudo começa a acontecer devagarinho por volta dos 9 anos. As muitas dúvidas, inseguranças, flutuações de humor e emoções fortes tornam os pré-adolescentes e adolescentes inevitavelmente mais vulneráveis às "asperezas" das redes sociais.

A criança tem o direito de se sentir insegura, e ter sentimentos contraditórios. Imagine um pré-adolescente que teve um dia muito ruim e encontra no grupo do WhatsApp da turma comentários dos colegas "zoando" o gol contra que ele fez no futebol no recreio. Uma situação que é um "prato cheio" para reações impulsivas (respostas ríspidas, bate-boca, xingamentos), cujas consequências não costumam ser as melhores e que, no ambiente de redes sociais, podem ser desastrosas.

Quando as crianças ou adolescentes começarem a ter suas redes sociais, é uma boa ideia que os pais fiquem atentos à coerência entre o *self real* e o *self virtual* (*"eu" real* e o *"eu" virtual*): se a criança quer muito se mostrar como alguém diferente de quem ela é, esse é um sinal de que existe algo a incomodando, alguma dificuldade emocional ou psíquica que precisa de atenção. Perceba o quanto isso serve também para nós, adultos! As crianças são, entretanto, muito mais suscetíveis.

Atualmente, não existe nenhuma rede em que o usuário seja completamente anônimo (embora seja fácil esconder sua identidade por trás de nomes inventados, e-mails criados só para aquele momento, fotos falsas etc.). É muito comum que os adolescentes tenham contas alternativas, privadas, onde adicionam apenas outros adolescentes, para que fiquem longe do olhar dos adultos e da família. Pergunte ao seu filho se ele tem mais de uma conta em cada rede; em caso positivo, lembre-o de que, se for para falar com quem ele já conhece em um ambiente separado, mais privado, tudo bem; mas que é para prestar atenção ao tipo de conteúdo que vai ser compartilhado. Perceba que estamos falando de adolescentes. Crianças não devem ter contas totalmente privadas alternativas.

CONSENTIMENTO, COMPARTILHAMENTO E CONSEQUÊNCIAS

Todo conteúdo postado online (todo mesmo, sejam fotos de viagem, comentários ou conteúdo sensível, como nudes ou vídeos constrangedores), duram virtualmente para sempre na internet, pois podem ser salvos e compartilhados por outras pessoas, mesmo que a pessoa que postou primeiro os tenha apagado. Os conteúdos mais compartilhados, nesses casos, são relacionados a agressividade, brigas e sexualidade. Aliás, compartilhar conteúdo é sempre complicado, pois mesmo que exista uma autorização de divulgação em um primeiro momento, a pessoa pode se arrepender no futuro e retirar esse consentimento. Se a situação sair do controle, fica difícil provar quem autorizou e quem compartilhou o quê.

Além disso, vale ressaltar que postar conteúdos referente a outras pessoas sem autorização, difamar, humilhar e situações semelhantes podem gerar não só desconfortos e brigas, mas processos judiciais. Quando os envolvidos nesses tipos de situações são menores de idade, quem responde ao processo são os adultos responsáveis, e o menor também pode sofrer a aplicação de medidas disciplinares conforme as normas estabelecidas pelo Estatuto da Criança e do Adolescente.

Isso vale para compartilhamentos também! Quem compartilha conteúdo sem consentimento é cúmplice e está violando a confiança e a privacidade de outra pessoa. Tudo isso pode ser conversado desde o primeiro contato com as redes sociais, para que o aprendizado aconteça aos poucos e naturalmente. Em outras palavras, esses valores podem ser construídos e solidificados antes de a situação ser vivenciada na prática. Vamos explorar um pouco mais esses temas difíceis, como *cyberbullying*, *sexting* e aliciamento digital, para saber melhor como prevenir traumas e dores complicadas.

CYBERBULLYING E SEXTING

Algumas situações bastante problemáticas são potencializadas pela internet e redes sociais e, portanto, merecem clarificação e aprofundamento. Se você sentir que está passando por uma situação assim, pode ser uma boa ideia buscar ajuda da escola e de profissionais que vão poder lhe orientar mais. Veja a seguir definições e explicações básicas.

Cyberbullying é uma forma de assédio de uma pessoa que, por algum motivo, está fragilizada. Isso é feito por um grupo de pessoas, de forma recorrente, usando mídias digitais. Diferente do *bullying*, o *cyberbullying* costuma engajar um número maior de pessoas, graças ao compartilhamento de conteúdo, e isso pode acarretar danos ainda mais profundos. Não é limitado ao horário e espaço da escola, já que as mensagens mal-intencionadas circulam a qualquer hora do dia ou da noite com conteúdo sensível, como nudes, memes ou fotos alteradas. O alvo do *cyberbullying* não tem paz: é bombardeado o tempo todo por informações ou imagens humilhantes e tem a sensação (muitas vezes verdadeira) de que todo mundo – amigos, colegas, família – sabe o que está acontecendo.

Sexting é junção das palavras *"sex"* e *"texting"* e significa o envio de material (imagens, vídeos e textos) com conteúdo sexual ou "picante". Isso, em si, já é potencialmente problemático, pelo perigo de exposição e compartilhamento indevido pela internet, mas se torna ainda mais preocupante quando envolve conteúdo de menores de idade, tanto no envio quanto no recebimento. Ao envolver menores de idade, o envio, compartilhamento e recebimento de mensagens de cunho sexual torna-se crime.

Uma preocupação é a questão do *consentimento*. Mesmo que a ação parta de iniciativa própria do indivíduo, ele ou ela pode se arrepender, consequentemente retirando o consentimento; mas não se sabe o que vai acontecer com o material depois de enviado. Potencialmente, pode ser compartilhado com outras pessoas e replicado de maneira indefinida pelas redes sociais ou mensagens diretas.

A melhor forma de prevenção é estimular a conversa entre pais e filhos sobre esses assuntos, especialmente sobre o que envolve compartilhar fotos, textos e imagens. Não apenas as que tenham conteúdo sexual ou que mostrem o corpo, mas, de maneira geral, sobre o compartilhamento de momentos íntimos. Uma forma de ensinar isso para as crianças é criar a cultura de pedir, desde cedo, permissão para as crianças: "Posso fazer um vídeo seu agora?", "Posso compartilhar essa foto com os seus avós?". Assim, elas vão aprender, desde cedo, que têm direito à sua imagem, e que compartilhar momentos íntimos exige consentimento de todas as partes envolvidas.

Outro conselho: conversar com as crianças mais velhas e adolescentes para que entendam que, mesmo quando a gente gosta muito de alguém, os relacionamentos mudam. Em um dado momento, podemos ter certos amigos, amigas, namorados ou namoradas que são muito próximos e de confiança. Mas isso pode se transformar, as pessoas podem se afastar ou até podem surgir conflitos e brigas. O nível de confiança pode mudar como consequência, só que uma mensagem íntima, depois de enviada, não tem volta, e poderá ser compartilhada indevidamente depois.

É preciso ensinar nossas crianças a preservar ao máximo a sua imagem. Essa é uma lição que muitos adultos também podem aprender.

ENCONTRANDO O EQUILÍBRIO

O documentário O *dilema das redes*, lançado em 2020, apresentou muitas entrevistas, dados e situações impactantes sobre o uso de redes sociais. É importante que saibamos como as redes sociais funcionam, por isso é bom ouvir os relatos de engenheiros de software que trabalharam em sua construção e, então, refletir sobre aquelas situações e sobre os algoritmos, mas não podemos perder a perspectiva, achando que tudo que tem por lá é ruim. Como defendemos aqui, a tecnologia digital, em todas suas formas, é uma parte integrante da sociedade atual e pode ser usada de forma saudável e positiva.

Não é uma questão de eliminar as redes sociais ou pintá-las como as piores invenções da humanidade, mas sim de ter consciência de que elas também são úteis e benéficas, desde que saibamos como funcionam, defendendo uma tecnologia mais humanizada. Não tem mais como viver sem as redes ou suas variações que virão no futuro, mas, se formos conscientes, podemos usá-las como ferramentas, em vez de deixar que conduzam nosso comportamento.

As redes tornaram-se muito mais do que um canal de comunicação entre pessoas: são extensões de nossa vida profissional e cultural, e, nesse sentido, nosso foco como pesquisadores e profissionais é estimular o *uso mais saudável possível*. Até porque é nas redes que temos acesso a conteúdo diverso e rico, como dicas de decoração, as últimas criações dos artistas que admiramos, poesia e literatura, vídeos engraçados, informações sobre ONGS e orientações de saúde; também temos acesso a informações práticas como o menu de restaurantes e horários de museus e lojas, entre tantas outras funções úteis e válidas. Outro benefício: para pessoas tímidas, que têm dificuldades em interações sociais presenciais, as redes sociais provêm um espaço mais confortável para conversar sem tanta ansiedade.

É difícil achar o equilíbrio, pois o objetivo da rede é capturar a atenção dos usuários e mantê-los ali pelo maior tempo possível. Os verdadeiros clientes das redes sociais não são os usuários comuns, mas os anunciantes, e este é seu plano de *monetização*: vender anúncios para empresas, profissionais e organizações que vão direcionar seus conteúdos para o público que desejam. O conhecimento do público, dos padrões de uso, do que as pessoas gostam – é isso que as redes querem de nós, para que possam vender os anúncios da forma mais eficiente possível.

Há um ditado que se tornou popular recentemente: *quando algo é de graça, é porque o produto é você*. Há muitas variações dessa citação, mas um precursor foi o artista visual Richard Serra, lá em 1973, criticando a televisão aberta, que tinha um modelo de negócios parecido com o das redes sociais de hoje: produzia conteúdo para atrair espectadores, e então direcionava a atenção dos espectadores para anúncios de patrocinadores. A diferença é que hoje as redes sabem *exatamente* do que você gosta, quanto tempo olha para um post e com quais perfis interage mais. Com o advento da Inteligência Artificial, a quantidade de dados rastreados dá às empresas de tecnologia um acesso nunca visto às nossas vidas privadas (que já nem são tão privadas mais). O problema é que qualquer pessoa, organização ou empresa pode comprar esses anúncios, com fins positivos e negativos, desde vender produtos a manipular a opinião pública em diversos temas, como política.

No final de 2021, um vazamento de documentos internos revelou informações sobre o funcionamento do Instagram, Facebook e WhatsApp. Uma série de matérias publicadas pelo *Wall Street Journal* demonstrou que a empresa estava bem ciente que o Instagram pode ter um efeito negativo na saúde mental dos usuários, incluindo jovens; que mudanças nos algoritmos podem influenciar emoções e que suas plataformas são usadas para espalhar desinformação e *fake news*.

Por exemplo: uma mudança em como os algoritmos pontuam o engajamento dos usuários passou a valorizar menos os likes e mais as reações fortes, por meio de comentários e emojis, fazendo com que os posts que ganham mais destaque sejam justamente os que despertam desconforto e encorajam discussões acaloradas. Em resumo, a empresa, que tem acesso às vidas de uma parcela significativa da população mundial, demonstrou ter tomado decisões de negócios em primeiro lugar, deixando o bem-estar emocional dos usuários em segundo plano. Isso levou a uma série de audiências com o Senado norte-americano, a uma queda no número de usuários e do valor das ações da empresa Facebook (que, em seguida, mudou seu nome para Meta).

São informações perturbadoras que apenas recentemente começaram a surgir, mas isso reforça nossa intenção de que toda tecnologia e ferramenta precisa ser usada responsavelmente, com propósito e reflexão, tanto pelos adultos quanto pelas crianças, para maximizar os benefícios e reduzir os riscos.

Vamos voltar para a história da vó Ana e seus netos:

Amizades em rede

De repente, a vó Ana parou na foto de uma mulher mais ou menos da idade dela.

— Ai, meu Deus, olha como a Rita engordou!

Sofia achou engraçado e riu. A avó começou a digitar.

— O que você está escrevendo, vó?

— Estou mandando uma mensagem pra Rita perguntando como vai a dieta. Parece que não deu certo, né?

A avó riu e Sofia também.

— Eu tenho um colega que parou de usar Instagram e WhatsApp — disse Vitor, de repente, lá da mesa, onde ainda estava tomando seu chocolate quente.

Vó Ana parou de digitar e olhou para ele.

— Ué, por quê?

— Ele não estava se dando bem com os meus outros colegas.

— Como assim?

— Esse meu colega é gordinho... Então, toda vez que ele postava uma foto, o pessoal deixava uns comentários fazendo piada. Mesma coisa no WhatsApp. Inventaram uns apelidos e tal. Todo mundo achava que era só brincadeira, até que ele caiu fora e não apareceu mais.

— Coitadinho! – disse a vó.

— Ele senta na minha frente na sala. Disse que não dá pra postar nada online que todo mundo enche o saco. Uma vez, até fizeram uma montagem com fotos.

— Nossa, Vitor — disse a avó. — Sabe, no meu tempo de colégio era parecido, só que não tinha celular nem internet...

— Por isso que eu falei, vó. A gente teve uma palestra na escola essa semana com uma psicóloga. Ela disse que esse negócio de comentários, likes e mensagens pode ser ruim às vezes.

Vitor deu de ombros e se levantou para levar a louça até a pia da cozinha. A avó olhou para o celular e para a mensagem que quase mandou. O dedo estava bem em cima do botão de enviar. Ela olhou para Sofia, ao seu lado.

— Acho que o Vitor está certo, né, Sofia?

Sofia fez que sim com a cabeça. Achava que sim, pelo menos. Ela sabia mais ou menos o que era uma rede social, e algumas amigas suas até falaram sobre isso, mas os pais dela nem deixavam ela ter um celular ainda.

Vó Ana apagou a mensagem e escreveu outra: "Vamos marcar um café?"

— E agora — disse a avó, largando o celular na mesa de centro —, acho que está na hora de fazer uma coisa diferente. Eu comprei massinha de modelar!

— Eba! — gritou Sofia. Ela adorava massinha de modelar.

"Toda era tem a sua forma de contar histórias, e videogames são uma parte enorme de nossa cultura. Você pode ignorá-los ou abraçá-los e atribuir a eles a melhor qualidade artística. As pessoas se encantam com videogames da mesma maneira que outras pessoas amam cinema ou teatro."

ANDY SERKIS, ator

CAPÍTULO 5

GAMES

Depois de um longo dia de trabalho, você se deita no sofá para relaxar um pouco. Pega o celular e abre aquele joguinho que baixou no outro dia, aquele de encaixar as cores, o outro em que você constrói uma fazenda ou aquele de ir correndo e pegando moedas. Talvez você prefira aprender uma nova língua no app que traz lições, pontos de experiência e competição com outros alunos online. As crianças também têm seus preferidos: *Minecraft* no tablet, o *Fortnite* no computador... As possibilidades de jogos e aparelhos parecem infinitas!

Houve um tempo em que jogar videogame era passatempo de "nerd", porque nem todo mundo se interessava ou entendia como funcionava. Mas isso não é mais verdade! Todo mundo joga alguma coisa, até quando nem parece jogo. Aspectos dos games influenciaram outras esferas da nossa sociedade, como os estudos e o trabalho, que hoje frequentemente usam técnicas de gamificação para tornar as atividades mais engajantes e divertidas.

Aperte *start* e vamos lá!

OS GAMES FAZEM PARTE DA CULTURA

Como toda nova tecnologia ou forma de entretenimento, os videogames (que também podem ser chamados de jogos digitais) sofreram um pouco com o preconceito e o medo: será que estimulam comportamentos agressivos? Será que viciam? Será que são uma má influência no desenvolvimento das crianças?

Essas dúvidas são comuns e esperadas. Outras formas de entretenimento também passaram por críticas semelhantes, como o rock'n'roll e as histórias em quadrinhos. Com o tempo, porém, tivemos mais oportunidades para refletir sobre como eles funcionavam. Quase ninguém mais acha que o rock é um estilo musical maléfico ou que as histórias em quadrinhos são uma má influência. Pelo contrário! Sabemos o quanto são bons e promovem entretenimento, diversão, aprendizado e arte.

Os games são um meio de entretenimento extremamente difundido no mundo todo. De acordo com a *International Trade Administration*, órgão do governo norte-americano, o mercado global de videogames registrou um faturamento de 159,3 bilhões de dólares em 2020, seguido de um crescimento de 31% depois do início da pandemia. A Epic Games, empresa criadora do *Fortnite*, um dos jogos mais populares do momento, anunciou em 2020 que o número de jogadores registrados chegou a 350 milhões. Esses números nos dão uma boa noção desse mercado em constante crescimento, e sem perspectivas de parar no futuro próximo.

Vamos acompanhar a relação da família de Vitor com os games, através da história a seguir.

Rafael e Vitor jogam videogame

Rafael, pai de Vitor e Sofia, vinha tendo semanas difíceis no trabalho. Apesar da diminuição das restrições da pandemia, com algumas empresas voltando ao modo presencial, ele seguia trabalhando de casa. Achava que renderia mais assim, que não ia precisar se deslocar para ir e voltar do trabalho, pegar trânsito... mas a realidade é que a cobrança era constante, de modo que ele não tinha mais horário para nada e sentia que andava trabalhando o tempo inteiro, sem parar. Além disso, depois de tanto tempo em casa, sem praticar exercícios, Rafael sentia seu corpo como gelatina: sem resistência, sempre exausto e sem disposição.

Foi em um fim de semana que Rafael saiu da frente do computador para dar um tempo e dar uma olhada no que o filho estava fazendo. Bateu na porta e entrou no quarto de Vitor, que estava sentado na cama jogando videogame. Rafael sentou-se ao seu lado. Vitor não tirou os olhos da tela.

— Que foi, pai?

— Nada, só estou te vendo jogar.

Rafael sabia que jogo era aquele: Fortnite. Vitor experimentava alguns jogos diferentes de vez em quando, mas sempre voltava para o Fortnite ou para o Minecraft. Rafael não entendia muito como funcionava e achava tudo muito rápido e confuso, mas nem sempre foi assim. Quando era criança, ele gostava de videogame também.

— *Por que você está construindo essas rampas o tempo todo?* — *perguntou Rafael.*

— *É para me proteger. Para bloquear os tiros dos outros.*

— *Entendi...*

O pai não fazia ideia de como Vitor conseguia construir, subir, pular, mirar e atirar ao mesmo tempo. Seus dedos moviam-se muito rápido no controle.

— *No meu tempo, os controles não eram tão complicados* — *disse Rafael.*

Vitor tirou os fones de ouvido e se virou para o pai:

— *Você jogava videogame?* — *perguntou ele, com os olhos arregalados, completamente chocado.*

Existem situações problemáticas quando alguém joga videogame? Como tudo na vida, algumas situações podem exigir um cuidado maior, ou serem potencialmente prejudiciais. Podemos observar comportamentos de risco quando alguém tenta fugir de seus problemas "escondendo-se" nas atividades engajantes dos jogos, ou quando não consegue lidar com as mecânicas atraentes como as *microtransações*. E desde que os jogos passaram a ter conexão constante com a internet, tornaram-se também plataformas de interação social, com alguns funcionamentos e problemas característicos da vida online e das redes sociais.

Além disso, faz tempo que os games não são mais só para crianças — de acordo com a Pesquisa Game Brasil 2023, 82% da população brasileira diz que videogames são uma de suas principais formas de diversão, mais de 50% deles jogam em smartphones, e a maioria dos gamers brasileiros tem mais de 18 anos de idade. Por um lado, isso reflete a maturidade da indústria, como pode ser visto pela variedade dos jogos. Por outro, apresenta um desafio: a mentalidade de que games são só para crianças dificulta a percepção de que há gêneros e estilos diferentes, alguns adequados para todas as idades, outros para adolescentes e alguns só para adultos.

A pressão dos pares também é um desafio: colegas que jogam jogos violentos, aqueles indicados para crianças mais velhas ou mesmo para adultos vão influenciar seus amigos a jogar também, exigindo dos pais e cuidadores um pouco de atenção para manter o conteúdo adequado para cada faixa etária.

Mas calma! Não esperamos que você seja gamer "raiz", que joga em várias plataformas diferentes, acompanha as notícias e canais de jogos no YouTube e no Twitch. Por isso, vamos tentar explicar um pouco sobre como os jogos e a sua indústria funcionam, e no que devemos prestar atenção quando orientamos o seu uso mais saudável possível. Como sempre, nosso objetivo aqui é apresentar e discutir tanto o lado ruim quanto o lado bom, porque as duas situações existem. Além disso, acreditamos fortemente que os benefícios dos jogos (e das mídias digitais como um todo!) superam muito os problemas, desde que seu uso venha acompanhado de conhecimento e orientação. Para sua ambientação, começamos pelo Quadro 5.1, que apresenta um guia rápido para gêneros de games.

QUADRO 5.1:
Gêneros de games

Plataforma: o objetivo é chegar ao final de cada fase vencendo os obstáculos e inimigos, pulando e atravessando o cenário. Exemplos: *Super Mario Bros, Sonic, Hollow Knight.*

Corrida: competições pela linha de chegada, de forma realista ou misturando outros elementos. Exemplos: *Gran Turismo, Burnout, Horizon Chase, Mario Kart.*

Simulação: jogos que buscam imitar a vida real, como uma rotina diária e de trabalho ou pilotar aviões e caminhões de transporte. Exemplos: *The Sims, Microsoft Flight Simulator, Euro Truck Simulator.*

Tiro em primeira pessoa: muito populares, esses jogos oferecem batalhas em arenas em que cada jogador usa suas armas contra os outros, em cenários inspirados em guerras ou ficção científica. Exemplos: *Call of Duty, Battlefield, Halo, Overwatch, Destiny.*

Battle Royale: também muito populares, são semelhantes aos jogos de tiro, mas com uma mecânica um pouco diferente: o cenário vai diminuindo e a ideia é lutar até que reste apenas um. Exemplos: *Fortnite, Call of Duty Warzone, Apex Legends, PlayerUnknownn's Battlegrounds* (PUBG).

Criativos: o objetivo é construir, sobreviver e criar. Exemplos: *Minecraft, Stardew Valley, Roblox*.

RPG ou Interpretação de papéis: os jogadores criam um personagem e fazem escolhas ao longo de uma jornada com foco na narrativa épica. Exemplos: *Persona, The Witcher, Undertale, Mass Effect, Final Fantasy*.

Esportes: jogos inspirados em esportes reais ou que misturam outros elementos. Exemplos: FIFA, *Rocket League*, NBA, *Fall Guys*.

Luta: competições entre artistas marciais. Exemplos: *Super Smash Bros, Street Fighter, Mortal Kombat*.

Singleplayer: jogos em que há apenas um jogador, como *Final Fantasy, Undertale, Horizon Forbidden West* e *The Last of Us*.

Multiplayer: todos os jogos em que há vários jogadores ao mesmo tempo, seja presencialmente na sala de casa ou online, como *Fortnite, World of Warcraft* e *Fall Guys*.

Co-op: Cooperativos. Dois ou mais jogadores cooperam para vencer os desafios, em vez de competir uns com os outros, como *Minecraft, It Takes Two, Diablo, Overcooked*.

POR ONDE COMEÇAR

Pode ser difícil falar sobre games com as crianças. Se você não é gamer, o vocabulário é intimidador (para ajudar, lembre-se de que temos um glossário no fim do livro), as mecânicas e tipos de jogos são confusos... O universo dos games é amplo e abraça muitos gêneros, com histórias, objetivos e idades recomendadas diferentes, então, você não precisa se sentir mal se estiver um pouco por fora. Videogames são uma das principais atividades de lazer de crianças e adolescentes, logo, tudo começa com uma boa conversa, fundamentada no princípio de coparticipação. Então, aproxime-se, pergunte, aprenda, compartilhe. Mas que tipo de perguntas fazer? O Quadro 5.2 vai lhe ajudar com isso.

QUADRO 5.2:
Perguntas para uma conversa sobre games

1) Que tipo de jogo é esse?

2) Quem é o personagem principal?

3) Dá para mudar a aparência do personagem?

4) Você joga sozinho ou com outras pessoas online?

5) Posso jogar junto? Me ensina? (Você não precisa ser bom: sua falta de habilidade vai ser fonte de diversão também. Aceite a trolagem; você merece, *noob!*)

6) O jogo termina em algum momento ou dá para jogar para sempre?

7) Dá para gastar dinheiro real dentro do jogo? Para quê?

8) O que precisa fazer? Quais são os objetivos?

9) Por que você gosta desse jogo?

10) De que outros jogos você gosta?

Depois de puxar assunto com algumas dessas perguntas, preste atenção nas respostas. Escute, inicialmente sem julgar ou retrucar. A reflexão vem em seguida, mas o passo mais importante é abrir o canal de comunicação para trocar experiências. Vejamos agora o depoimento de um dos autores, Bernardo.

Dica do Bernardo

Aqui em casa, todo mundo gosta de jogar – são dois adultos e três crianças de idades variadas. Então, precisamos determinar algumas regras diferentes para cada um. Minha filha menor geralmente só joga acompanhada de um adulto. A do meio tem permissão para jogar alguns tipos de jogos, desde que sejam apropriados para a faixa etária. Meu filho mais velho tem mais liberdade, mas todo mundo segue um limite de tempo de jogo por dia e só interage online com quem já conhece. Sempre que possível, compartilhamos momentos, jogando juntos ou apenas conversando sobre games em geral. Não existe um jeito certo de jogar ou um jogo melhor do que outro: são justamente nossas diferenças de percepção e preferências por tipos diferentes de jogos que enriquecem as conversas.

JOGOS COMO PLATAFORMAS SOCIAIS

Na medida em que os jogos foram incluindo funções de comunicação, os mesmos cuidados que temos com crianças nas redes sociais também vale para quem estiver jogando. No princípio, a maioria dos jogos era *singleplayer* e *offline*, mas o surgimento da internet e a capacidade dos consoles e computadores de estar o tempo todo conectados abriu uma série de possibilidades, como conversar por chat de voz, chat de texto ou mensagens diretas uns para os outros, e isso gera situações possivelmente problemáticas.

Como já mencionamos, é impossível prever e moderar completamente o que as outras pessoas vão fazer, dizer ou mostrar nessas situações. Os desenvolvedores às vezes adotam medidas de prevenção, como proibir palavrões, links externos ou imagens. Além disso, os jogadores também podem denunciar outros jogadores, mas não é uma boa ideia confiar totalmente nessas estratégias. Elas podem vir tarde demais, depois que alguém já tenha mandado uma mensagem maldosa ou um link nocivo. Assim como nas redes sociais, receber mensagens insensíveis pode ter um impacto muito negativo na autoestima e nas emoções das crianças.

A primeira medida é observar a idade recomendada do jogo (através de sites como o *Classind* ou a indicação no próprio jogo, geralmente baseada nos sistemas ESRB ou PEGI, como veremos adiante), e depois explorar, preferencialmente junto com a criança, as opções de privacidade do jogo e determinar as regras de interações online: você quer que seu filho apareça online o tempo todo? Ele ou ela pode interagir com desconhecidos? Quem pode adicioná-los como amigos?

Vejamos um pouco mais da história do Vitor e seu pai.

Pais também podem ser gamers

A pergunta do filho ainda estava no ar.

— Você jogava videogame?

— Claro que sim! — disse Rafael. — Eu tive um Atari, depois um Mega Drive...

O personagem de Vitor morreu no jogo. Enquanto esperava uns segundos para reaparecer e continuar, o menino perguntou:

— Mas por que parou de jogar, então?

Rafael deu de ombros. Nunca tinha pensado muito nisso. Só... aconteceu. Conforme foi ficando mais velho, seus amigos foram se interessando por outras coisas e ele também. Começou a achar que videogame era coisa de criança e, embora lembrasse daquela época com muita saudade e tivesse vontade de voltar a jogar, simplesmente achava que devia se comportar "como adulto".

— Sabe que eu não sei bem? — disse ele. — Quando entrei na faculdade, logo comecei a fazer estágio e trabalhar. Acho que não sobrava muito tempo.

— Que pena — disse Vitor. — Seria legal a gente jogar junto.

Aquele comentário despertou alguma coisa dentro do pai. Será que ainda dava tempo?

— Esse jogo aí dá para jogar de dois? — ele perguntou.

Vitor até sentou-se melhor. Fez que sim com a cabeça. Nem esperou a partida terminar. Voltou para o menu inicial e mudou a configuração para uma tela dividida e dois jogadores ao mesmo tempo. O pai disse:

— Você vai ter que me ensinar, cara. Eu não sei mexer nesse controle.

— Deixa comigo.

Vitor começou a explicar os princípios do jogo. O que precisava fazer, como usar as armas, como construir, como começar o jogo nos melhores lugares do mapa... falou sobre como as atualizações mudavam tudo, que tinha uma nova temporada chegando, com novas skins, e sobre o dinheiro do jogo que ele estava juntando para comprar uma dancinha nova. O filho ria com as "confusões" do pai, que se atrapalhava todo com os comandos e só conseguia fazer uma coisa de cada vez.

O tempo foi passando e, em vez de estar no computador preenchendo relatórios e planilhas, como fazia todas as noites perto da hora de jantar, Rafael estava no quarto do filho jogando com ele.

— Meninos! — Sofia abriu a porta do quarto. — A mãe disse que a janta tá na mesa!

— Já vai, deixa só o pai matar esse inimigo aqui...

Pela primeira vez, ele conseguiu derrotar um oponente. Rafael gritou de alegria e Vitor ficou rindo, sem acreditar no que estava acontecendo.

POSSÍVEIS PROBLEMAS

Em primeiro lugar, vamos deixar bem claro que os games são uma forma de entretenimento e tecnologia fascinante que cresceu muito nas últimas décadas. A evolução da tecnologia, dos gráficos e da capacidade de processamento proporcionou a criação de jogos que são verdadeiras obras de arte, outros que são hiper-realistas, e alguns que contam histórias muito envolventes e imersivas. De maneira geral, os games são pautados pela inovação e pela diversão, então, seu potencial como passatempo, atividade social com amigos, para aprendizado e estimulação cognitiva são incríveis; mas também temos que prestar atenção em como eles são usados para que possamos estimular o uso saudável.

Como discutimos no capítulo sobre redes sociais, elas podem trazer um risco para a saúde mental, especialmente em questões relacionadas à autoimagem. Nos games, o risco principal é outro: a autoestima. Especialmente ao jogar algo competitivo e online, as crianças podem se deparar com a frustração de não serem boas o suficiente, de não terem a mesma habilidade dos outros, ou os mesmos equipamentos ou as mesmas *skins*. A possibilidade de receberem mensagens maldosas ou provocativas de outras pessoas também não ajuda.

Para as meninas, precisamos de atenção redobrada porque, infelizmente, a comunidade gamer tem fama de ser preconceituosa com as mulheres. No passado, a maioria dos jogadores era do sexo masculino, então surgiu um estereótipo de que games não eram para as meninas e que elas não seriam tão habilidosas quanto eles, embora a Pesquisa Game Brasil indique que aproximadamente a metade dos gamers no Brasil se identifica com o sexo feminino. O processo de desconstrução dos estereótipos continua, por isso ainda é preciso estar atento.

Assim como ao usar redes sociais, precisamos pensar sobre o motivo que leva alguém a jogar: é porque videogame é divertido, estimulante, potencialmente criativo e social, ou porque quer fugir de seus problemas e adiar tarefas? A noção de passatempo/entretenimento é interessante, mas é preciso diferenciar isso de um jeito de jogar simplesmente para que o tempo passe mais rápido, o que acontece quando a pessoa, por algum motivo, não está bem emocionalmente.

Nesses casos, quando o jogo passa a ser a única atividade que consegue aliviar sentimentos negativos ou outros sofrimentos, ele acaba funcionando como uma estratégia de "autotratamento". Nessas situações, mais frequentemente associadas à presença de outros problemas emocionais, observamos que a pessoa nem tem um jogo favorito, e pode ficar buscando alívio em diversos jogos ao mesmo tempo.

Os games trazem muitos benefícios para o desenvolvimento físico, emocional e social de crianças e adolescentes, desde que seu uso seja moderado e não atrapalhe as outras atividades. É tudo uma questão de equilíbrio! Quando esse equilíbrio se quebra, começam a se estabelecer as bases do que chamamos *gaming disorder* (como não temos ainda uma tradução oficial, uma possibilidade é chamar de "uso problemático de jogos digitais"): as sessões começam a ficar mais prolongadas, passam a interferir na rotina e impactar negativamente uma ou mais áreas da vida. É um fenômeno relativamente recente (assim como os próprios jogos eletrônicos), mas vem sendo muito estudado nos últimos anos. Em conjunto com a evolução da tecnologia, o *gaming disorder* tem sido fonte de crescente preocupação para pais, professores, profissionais da saúde e qualquer pessoa envolvida com o bem-estar de crianças e adolescentes.

A Organização Mundial de Saúde vinha monitorando essa questão desde o início da década passada, e em 2014 formou um grupo de trabalho para estudar o assunto. Em 2018, o *gaming disorder* foi reconhecido oficialmente como um novo transtorno mental, incluído como um diagnóstico na 11ª edição da Classificação Internacional de Doenças (CID-11), que começou a ser implementada em diversos países em 2022.

Mas atenção: esse tipo de problema é a exceção, não a regra. A maioria das pessoas que joga não sofre com esse transtorno. Como mencionamos, os jogos são uma parte prevalente na nossa sociedade e cultura, assim como a televisão, o cinema e os esportes. Para entender um pouco mais sobre *gaming disorder*, a partir das orientações da Organização Mundial de Saúde, veja o Quadro 5.3.

> ### QUADRO 5.3:
> ### O diagnóstico de gaming disorder
>
> De acordo com a Classificação Internacional de Doenças (CID-11) da Organização Mundial de Saúde, primeiro é necessário que a pessoa tenha um padrão de jogo persistente ou recorrente por pelo menos 12 meses e que apresente obrigatoriamente todas as características a seguir:
>
> - **Perda** de controle sobre o jogar: a pessoa começa a jogar antes do que tinha combinado, joga por mais tempo do que poderia ou tinha planejado, não consegue parar de jogar na hora estabelecida ou joga na hora de fazer outra atividade.
>
> - **Aumento** de prioridade dada ao jogar, a ponto de se sobrepor a outros interesses e atividades diárias. O jogar acaba assumindo o lugar e a importância de atividades essenciais como dormir, alimentar-se, estudar, trabalhar ou relacionar-se com familiares e amigos.
>
> - **Continuação** e/ou aumento do jogar, apesar da ocorrência de consequências negativas. Este padrão de comportamento deve

> ser de intensidade suficiente para resultar em prejuízo significativo em nível pessoal, familiar, social, educacional, ocupacional ou em outras esferas da vida.

É claro que as crianças têm seus momentos de resistência, reclamação ou choro quando precisam lidar com os limites impostos pelos pais e cuidadores, mas é papel dos adultos ensiná-las a equilibrar atividades, interesses e o tempo. Como vimos anteriormente, as crianças com até 10 anos precisam desses limites externos, já que não conseguem se autorregular plenamente ainda. Perceba que existe uma diferença entre uma briga ou birra ocasional por causa dos limites e um padrão de prejuízo causado por um distúrbio maior, ao longo de um tempo muito maior. Se houver dúvida, é uma boa ideia buscar ajuda de um profissional da saúde.

A ocorrência obrigatória de um prejuízo significativo é fundamental para diminuir o risco de se diagnosticar incorretamente pessoas que jogam de maneira saudável, mesmo que intensa, e que não apresentam nenhum prejuízo em função desse comportamento. A maioria dos jogadores, em seus níveis de engajamento diferentes com os games, não apresenta problemas significativos.

Olha que interessante: o tempo de jogo não é um critério utilizado para fazer o diagnóstico de uso problemático de games porque não ajuda a diferenciar os jogadores que apresentam problemas daqueles que não os têm. Na prática, algumas pessoas conseguem jogar de modo saudável por 20 horas por semana, enquanto outras podem apresentar problemas com um tempo de jogo bem menor.

Antes dessas definições mais atuais e precisas da CID-11, a proposta mais utilizada até então era a do DSM5 (*Diagnostic and Statistical Manual of Mental Disorders* ou Manual Diagnóstico e Estatístico de Transtornos Mentais). Não era ainda um diagnóstico oficial e estava listado como "condição que merece mais estudos".

A partir das evidências científicas, a CID-11 aprimorou a classificação ao não incluir critérios sobre os quais ainda não se tinham evidências científicas tão robustas, como tolerância e abstinência, assim como ao reforçar a ideia de que o prejuízo decorrente do comportamento precisa necessariamente estar presente. Isso é muito importante porque, além de refinar o conceito de *gaming disorder*, também estabelece as fronteiras do que não é um transtorno. Isso evita a patologização indevida de um comportamento quando ele for usual, saudável e não acarretar prejuízos para a vida das pessoas.

Algumas pessoas apresentam um risco maior de desenvolver *gaming disorder*. É um transtorno mais comum em homens; aparece mais em jovens que em pessoas mais velhas e, principalmente, se manifesta mais quando existem comorbidades. De acordo com inúmeros estudos (para uma revisão mais detalhada, ver GONZALEZ-BUESO *et. al.*), pelo menos metade das pessoas com esse transtorno apresenta também outros problemas emocionais, como depressão, ansiedade social e déficit de atenção/

hiperatividade.[1] Esse transtorno também está mais presente em famílias em que as relações entre pais e filhos são mais distantes, pouco afetivas e com pouco tempo de convivência entre pais e filhos. Pessoas com baixa autoestima, evitação intensa (esquivar-se de novas situações sociais e possíveis riscos pessoais) e maior competitividade são mais propensas a sofrer de *gaming disorder*.

Além disso, alguns gêneros de jogos são mais propensos a colaborar com esse tipo de transtorno, como os *Massive Multiplayer Online Role-Playing Games* (MMORPGS), *Multiplayer Online Battle Arena* (MOBA) e *First-Person Shooter* (FPS).

Ficou em dúvida sobre todas essas siglas? Veja o Quadro 5.4 a seguir:

QUADRO 5.4:
Quantas letras!

Massive Multiplayer Online Role-Playing Games (MMORPGs): jogos de interpretação de papel online, com milhares de jogadores interagindo ao mesmo tempo. Cada um constrói seu personagem e o acompanha em histórias épicas, geralmente em cenários de

---

1. González-Bueso, V., Santamaría, J., Fernández, D., Merino, L., Montero, E., Ribas, J., 2018. Association between Internet Gaming Disorder or Pathological Video-Game Use and Comorbid Psychopathology: A Comprehensive Review. International Journal of Environmental Research and Public Health 15, 668. https://doi.org/10.3390/ijerph15040668.

fantasia. Por exemplo: *World of Warcraft, Final Fantasy* xiv, *Black Desert Online, The Elder Scrolls Online, Runescape.*

Multiplayer Online Battle Arena (MOBA): batalhas online entre times de jogadores em que cada um escolhe um personagem com habilidades e poderes únicos, geralmente em cenários de fantasia. Por exemplo: *League of Legends,* dota 2, *Heroes of the Storm.*

First-Person Shooter (FPS): jogos de tiro em primeira pessoa, simulando ambientes de guerra e batalhas entre times ou indivíduos, em cenários atuais, históricos ou de ficção científica. Por exemplo, *Call of Duty, Battlefield, Destiny 2, Overwatch, Apex Legends.*

Qual o tamanho real desse problema? Será que isso mudou com a pandemia de covid-19? As pesquisas mais recentes (ver stevens *et. al.*, 2021) apontam que o uso problemático de games pode ser encontrado entre 1% e 3% da população.[2]

Esse é um dado bem diferente dos estudos anteriores, que apontavam uma prevalência em até 20-30% das populações estudadas, além de uma diferença muito grande entre países como Japão, China e Coreia do Sul em relação a países europeus, por exemplo.

---

[2]. Stevens mw , Dorstyn D, Delfabbro ph , King dl. Global prevalence of gaming disorder: A systematic review and meta-analysis. Aust N Z J Psychiatry. 2021 Jun;55(6):553-568. doi: 10.1177/0004867420962851.

Hoje em dia, essas diferenças, se ainda existem, são bem menores do que se imaginava. Pode parecer contraditório que o uso de jogos tenha aumentado muito e os estudos estejam mostrando números bem menores, mas isso tem a ver com um melhor entendimento sobre o que realmente caracteriza o *gaming disorder* e, também, com uma qualidade bem maior, nos últimos anos, da metodologia dos estudos.

A pandemia mudou completamente o padrão de uso de praticamente todas as mídias digitais, incluindo os jogos. Em um primeiro momento, o que se viu na maioria das pesquisas (por exemplo, em HANS *et al.* 2022), realizadas em diferentes países, foi que o tempo de uso de jogos aumentou. Além disso, o uso problemático aumentou para aqueles que tinham mais sintomas de depressão e ansiedade, e também para pessoas que provavelmente estivessem buscando nos jogos uma forma de lidar com as dificuldades relacionadas à nova realidade da pandemia.

Até o momento, são poucos estudos sobre mudança na prevalência de *gaming disorder*, e os que existem apontam para um possível aumento em países como Japão e China. Mas é cedo para dizer se é uma questão que acontece no mundo todo. Sabemos, por outro lado, que adolescentes com transtornos psiquiátricos são o grupo de maior risco para desenvolver *gaming disorder* quando associados a dificuldades de adaptação à pandemia. Para conhecer alguns sinais de alerta, veja a Figura 5.1.

FIGURA 5.1:
Sinais de alerta

Atenção para sinais indiretos de aumento de tempo/interesse/dedicação aos jogos, mas lembre-se de que esses sintomas podem acontecer por outros motivos também.

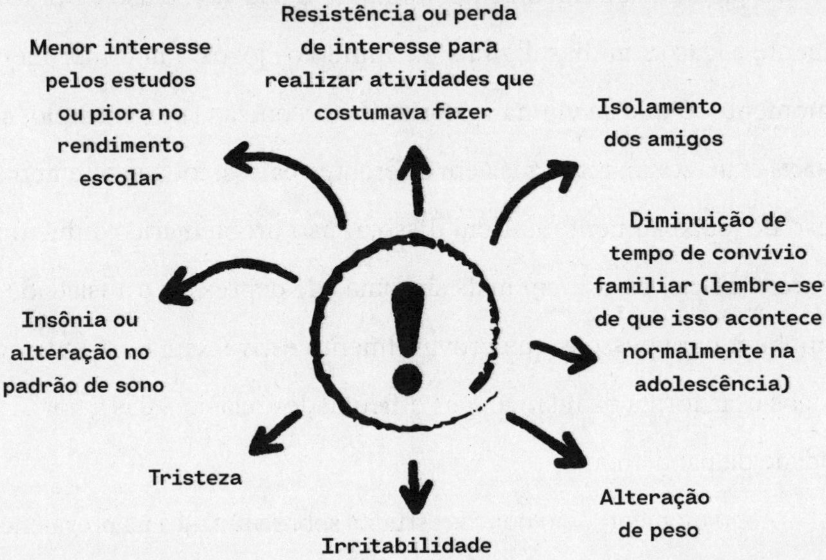

- Menor interesse pelos estudos ou piora no rendimento escolar
- Resistência ou perda de interesse para realizar atividades que costumava fazer
- Isolamento dos amigos
- Diminuição de tempo de convívio familiar (lembre-se de que isso acontece normalmente na adolescência)
- Insônia ou alteração no padrão de sono
- Tristeza
- Irritabilidade
- Alteração de peso

Ao contrário do tratamento das dependências de álcool e outras drogas, o objetivo do tratamento do *gaming disorder* não é a abstinência plena. O objetivo é o uso moderado, controlado, não prioritário e, principalmente, sem prejuízos na rotina do dia a dia. Até agora, não há nenhuma medicação aprovada especificamente para o tratamento do *gaming disorder*. Dessa forma, o uso de medicação é indicado apenas quando existe alguma condição psiquiátrica que pode ser tratada com essa abordagem e, como consequência, melhorar o prognóstico da dependência de jogos eletrônicos.

A psicoterapia é considerada a principal abordagem de tratamento nesses casos. Em situações nas quais a criança ou o adolescente não reconhece o problema e se apresenta desmotivado para o tratamento, a psicoterapia familiar pode ser particularmente útil. Ela também está indicada em situações em que se faz necessário o restabelecimento dos limites e da hierarquia entre os membros da família, o que é bastante comum em casos de *gaming disorder*.

Veja agora a dica da autora, que mostra o quanto se aproximar e demonstrar empatia pode auxiliar na conexão com as crianças, seja em casos de *gaming disorder* ou outras situações.

Dica da Laura

Certa vez, atendi um menino muito sozinho. Seus pais eram distantes, demonstravam pouco afeto, empatia ou limites. Esse menino tinha muita dificuldade de se relacionar com seus pares por causa de sua autoestima muito baixa e de outros sintomas depressivos. Ele entrava na sala de atendimento abraçado no tablet. Antes de me dar "oi", perguntava se eu tinha carregador, pois sempre tinha "medo de ficar sem bateria".

Por vezes, era difícil acessá-lo. Ele ficava distante, desenhando o que parecia ser sua tristeza e sentimento de solidão, sempre com o tablet ao lado, mesmo que desconectado. Pedi então que me mostrasse por que o tablet era tão importante pra ele. No começo, eu o observava jogar. Ficava orgulhoso ao me mostrar suas conquistas entre uma sessão e outra. Passei a ter e demonstrar mais interesse pelo jogo. Instalei no meu celular. Passamos a jogar no modo equipe e travamos muitas batalhas juntos. Ficava sempre orgulhoso em me ensinar e dar dicas. Por vezes, fazia questão de jogar um pouco com meu personagem para que eu ganhasse mais pontos e pudesse ter mais recursos como ele.

Em seus desenhos, passamos a aparecer nós dois, em nossos personagens do jogo, lutando contra os inimigos. Isso mostra o quanto é importante compartilhar momentos, demonstrar interesse, ouvir, participar, estar no mesmo mundo, para que a comunicação e a empatia possam acontecer. Houve um fortalecimento do nosso vínculo, o que me permitiu acessar melhor seus conflitos, favorecendo o processo psicoterápico.

IDADES APROPRIADAS

No Brasil, não se tem o costume de seguir a idade recomendada para programas de TV, jogos e aplicativos, e o problema é que essa cultura um tanto permissiva pode acarretar alguns riscos. Muita gente nem faz ideia que games possuem sistemas de indicação de faixa etária, da mesma maneira que os filmes e programas de televisão! No nosso país, o Ministério da Justiça e da Segurança Pública tem um sistema geral de classificação indicativa. É um sistema bastante interessante, que vale a pena conhecer, ou até salvar o link no celular para mantê-lo por perto para consultas, sempre que necessário!

Nos Estados Unidos, os jogos são classificados de acordo com seu conteúdo pelo *Entertainment Software Rating Board* (ESRB). Na Europa, o órgão responsável é o *Pan European Gaming Information* (PEGI). Essa indicação pode ser encontrada nas caixas dos jogos, no início dos *trailers* ou na descrição de cada game em lojas virtuais. É importante prestar atenção nisso, porque nem todo jogo é indicado para crianças! Como a maioria dos gamers é adulta e o conteúdo dos jogos reflete isso, esse é mais um motivo para compartilhar momentos e acompanhar o que as crianças consomem!

As indicações etárias refletem o conteúdo dos jogos, não sua dificuldade, e as classificações levam em conta conteúdos como violência (realista ou não realista, leve ou extrema etc.), vocabulário (livre ou pesado), conteúdo sexual (conversas sugestivas ou explícitas, nudez, cenas de sexo) e uso de drogas (tabaco, álcool ou drogas ilícitas). Mais recentemente, as indicações de conteúdo podem incluir também a existência de mecanismos de apostas, *microtransações* ou compras com dinheiro real dentro do jogo. Os ícones de indicação, tanto da ESRB quanto da PEGI, são muito fáceis de entender. As lojas virtuais de aplicativos da Apple e Google também indicam as faixas etárias adequadas e a existência de "Compras dentro do App" (*In-App Purchases*, IAPS, ou *In-Game Purchases*). Veja alguns desses exemplos nas figuras a seguir.

FIGURA 5.2:

Exemplo de ícones de classificações pelo PEGI

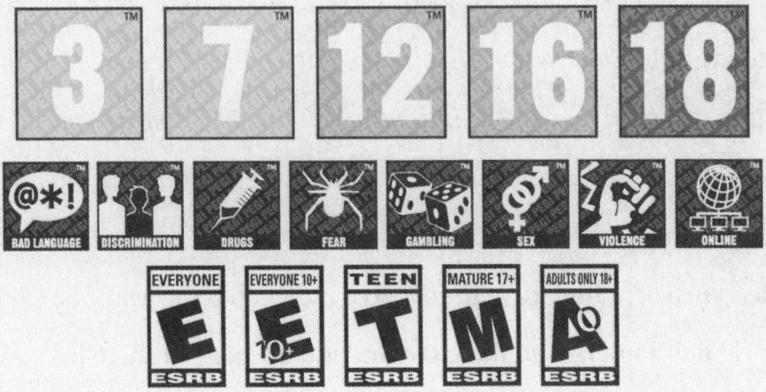

FIGURA 5.3:

Exemplo de classificação etária da PEGI

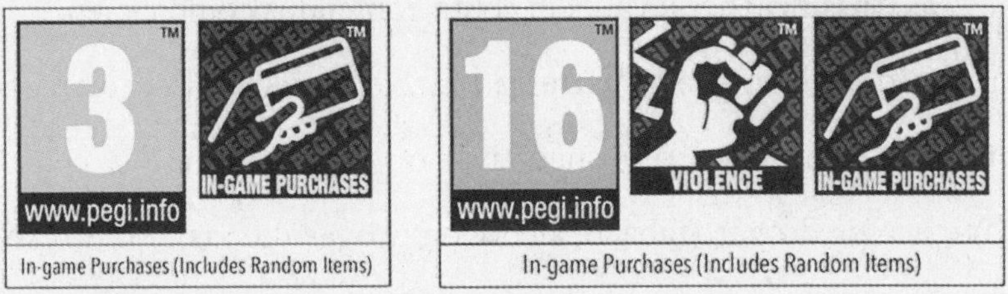

FIGURA 5.4:

Exemplos de classificação etária do ESRB

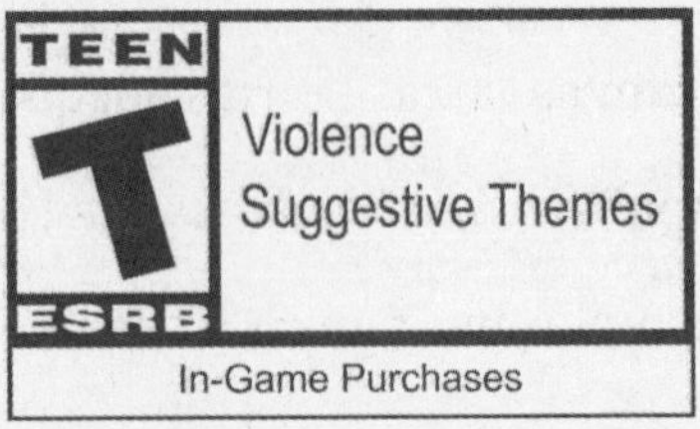

> **QUADRO 5.5:**
> **Idades indicadas por jogo**
>
> *Minecraft:* **Livre**
>
> *Roblox:* **7 anos na Europa e 10 anos nos Estados Unidos**
>
> *Brawl Stars:* **9 anos**
>
> *Minecraft Story Mode e Dungeons:* **10 anos**
>
> *Hogwarts Legacy:* **12 anos**
>
> *League Of Legends (LOL), World of Warcraft (WOW), Fortnite, Free Fire, Overwatch:* **13 anos**
>
> *Valorant:* **14 anos**
>
> *Counter Strike Global Offensive, PlayerUnknown's Battlegrounds (PUGB):* **16 anos**
>
> *GTA, Call of Duty:* **18 anos**

Vale a pena conhecer os sistemas de classificação e seus ícones. Isso vai lhe ajudar a entender melhor o conteúdo dos jogos mesmo antes de jogá-los e, assim, você poderá orientar suas crianças de modo mais informativo e tranquilo.

O LADO BOM DOS JOGOS DIGITAIS

Não se deixe levar pela ideia de que jogos, assim como as mídias digitais em geral, são totalmente ruins ou perigosos. Agora, já entendemos que os problemas surgem principalmente quando associados a outros problemas emocionais, situações ou condições pessoais ou familiares que colaboram para um uso não saudável das mídias digitais. Os jogos têm muitas vantagens para o desenvolvimento e bem-estar físico, emocional e social de crianças e adolescentes (e adultos!), desde que o uso seja moderado e equilibrado em relação às outras partes da vida. Então, vamos pensar um pouco sobre isso, para equilibrar toda a conversa anterior sobre uso problemático.

O aspecto mais óbvio dos jogos eletrônicos é que eles são *divertidos*. Os jogos em geral, eletrônicos ou não, existem e funcionam porque são atividades prazerosas, e envolver-se com elas geralmente está relacionado a uma capacidade de flexibilizar o pensamento, buscar alternativas e explorar possibilidades.

Brincar é parte essencial da experiência humana. Em inglês, a palavra "play" tem vários significados: tocar um instrumento musical, uma peça de teatro, brincar ou jogar. Sejam digitais ou não (pense em outras brincadeiras, como jogo da velha, xadrez, jogos de tabuleiro, brincar de pega-pega ou esconde-esconde), as brincadeiras e os jogos nos acompanham há muito tempo, como disse o pesquisador Johann Huizinga em seu livro *Homo Ludens*. Na verdade, a brincadeira está presente no mundo animal também: quem nunca viu filhotinhos de cachorro ou gato brincando? A brincadeira nos permite desenvolver capacidades físicas, mentais, sociais e emocionais como preparação para outras situações futuras – em outras palavras, é um campo de treinamento e experimentação.

Além disso, brincar e jogar em condições saudáveis leva a melhorias no bem-estar e tem efeito na manutenção e reparação do humor, ajudando, inclusive, a diminuir sintomas de depressão e ansiedade.

Todos os jogos, até mesmo os que têm elementos violentos, proporcionam uma estimulação cognitiva que passa pelo aspecto audiovisual e interativo (os games têm sons, música, cores, texto e só funcionam com a participação e engajamento ativo dos jogadores), pelo pensamento tridimensional e até pelo o estado de *flow* ou fluxo, que é quando estamos completamente imersos em uma atividade e atingimos o ápice da concentração e produtividade – os games nos ajudam a crescer nesses pontos.

Os games nos desafiam: a existência de *puzzles* (quebra-cabeças) é um de seus elementos comuns, seja quando é necessário encaixar as peças do formato e cor certas (como em *Tetris* ou *Candy Crush*), seja quando é preciso encontrar o uso correto de itens em um cenário (como em *Uncharted* ou *Tomb Raider*), ou mesmo quando é preciso encontrar a maneira mais eficiente de vencer os inimigos (como em *Fortnite* ou *Dark Souls*). Assim, podemos dizer que os games nos provocam a pensar "fora da caixa" e encontrar soluções para problemas, reconhecendo padrões e identificando pistas. Outra forma de desafio é a própria coordenação motora, ao lidar com as maneiras diferentes de interagir com o jogo (teclado, mouse, controles).

Games podem ser incríveis plataformas para contar histórias, mas nem todo game conta uma, já que isso depende do gênero; todavia, a combinação de seus aspectos audiovisuais e interatividade promove uma maneira única de acompanhar personagens, tramas e desafios. Quando controlamos um personagem e ele derrota um monstro, não dizemos "ela venceu": dizemos "eu venci". Nos colocamos dentro do jogo, por meio da imersão que essa plataforma proporciona. Os games misturam elementos de teatro, cinema e literatura de uma forma única e envolvente. Alguns jogos recentes, como *The Last of Us*, inclusive usam captura de movimento com atores reais para que as personagens digitais tenham uma performance mais realista; além disso, muitos jogos também têm a participação de atores na dublagem de personagens.

Outros jogos, mais colaborativos e competitivos, têm um foco maior na interação social, como *World of Warcraft, Fortnite, League of Legends, Overwatch* e diversos outros em que jogadores jogam ao mesmo tempo, presencial ou virtualmente. Por meio dessa experiência compartilhada, vencendo desafios juntos ou competindo de forma justa, os gamers podem interagir, conversar, trocar informações, fazer companhia uns para os outros, conviver, de modo que desenvolvam suas habilidades de autonomia, competência e relacionamento. Essa também foi, para muitas crianças, uma forma válida de manter contato com os amigos durante os períodos de isolamento da pandemia de covid-19.

Falando em diversão, podemos ampliar um pouco esse conceito. A pesquisadora Nicole Lazarro propõe a existência de quatro tipos de diversão: *difícil, fácil, social e séria*. A diversão *difícil* envolve vencer desafios e quebra-cabeças, exigindo que sejamos cada vez melhores; a diversão *fácil* significa acompanhar histórias, interpretar papéis, envolver-se com o mundo do jogo e explorar; a diversão *social* implica compartilhar momentos, fazer algo juntos e trocar experiências com outras pessoas; por fim, a diversão *séria* indica momentos em que nos aprofundamos em temas complexos e atribuímos significado e valor a experiências.

Cada jogo vai focar em tipos diferentes de diversão e misturar seus elementos. Enquanto games difíceis, como *Dark Souls*, ou competitivos, como *Call of Duty*, focam em habilidade e destreza, outros games, como *Animal Crossing* e *Minecraft*, proporcionam uma experiência mais tranquila, sem grandes pressões, encorajando a criatividade, a reflexão e a exploração (veja a Figura 5.5).

Falando em *Minecraft*, esse é um grande exemplo de jogo que estimula a criatividade. No modo criativo, onde jogadores não precisam se preocupar com monstros e outros perigos, eles usam os recursos do game para se expressar, construir e experimentar, criando histórias, construções e mundos próprios.

Os games em si estimulam a curiosidade pela tecnologia e ciência, já que as próprias plataformas só existem graças ao desenvolvimento tecnológico de computadores, capacidade de processamento, placas gráficas e linguagens de programação. Os games são uma linguagem pautada pela inovação e pelo desenvolvimento técnico, assim como pela constante busca por experiências significativas. Eles nos mostram novas formas de contar histórias e de como as novas tecnologias de interação homem-máquina podem expandir nosso "vocabulário de diversão".

FIGURA 5.5:
Quatro tipos de diversão e alguns exemplos

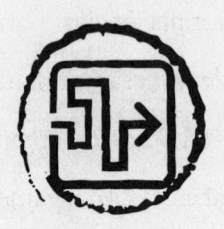

DIFÍCIL
(habilidade, desafio, competitividade)
Dark Souls
Call of Duty
Cuphead

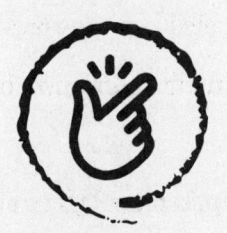

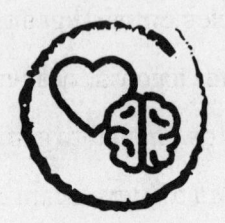

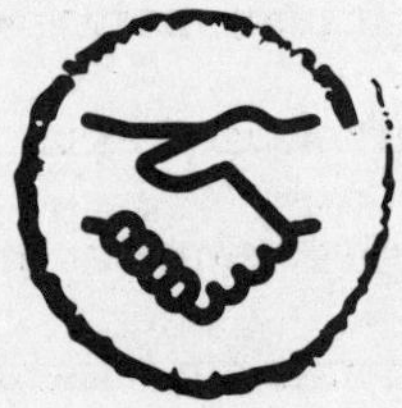

SÉRIA
(significado, valor, reflexão, emoção)
That Dragon, Cancer
This War of Mine
Depression Quest

FÁCIL
(curiosidade, criatividade, exploração, interpretação)
Minecraft
Stardew Valley
Animal Crossing
Pokémon

SOCIAL
(cooperação, interação, comunicação)
World of Warcraft
MMORPGs
Ultimate Chicken Horse
Overcookeda

Por fim, todos esses benefícios são mais diretos e eficientes porque são, de certa maneira, não intencionais. Nós aprendemos, somos estimulados e desenvolvemos habilidades e capacidades quase sem querer: os benefícios são uma consequência da brincadeira e da diversão. É por isso que os elementos de games têm sido cada vez mais levados para outros ambientes da nossa vida, como as esferas educacional e profissional, por meio do processo de *gamificação*. Isso quer dizer usar os mecanismos dos jogos para tornar outras atividades mais envolventes. Temos pontos de experiência, níveis, fases, objetivos, placares de pontos e medalhas em atividades do trabalho e da escola, por exemplo, e tudo isso para aumentar a produtividade, eficiência e, principalmente, a diversão!

CONSUMISMO

Antigamente, comprar jogos era uma tarefa bastante tradicional: você ia na loja, escolhia o jogo, pagava e levava para casa. Com o crescimento da internet e a popularização de aparelhos que estão 100% do tempo conectados, os jogos passaram a receber atualizações que incluem correções no código, novas fases, personagens e melhorias. Junto com isso, o sistema de monetização foi se transformando para algo do tipo "games como serviço". Depois de comprar um jogo, é comum ter a oportunidade de comprar uma DLC (*Downloadable Content*, ou conteúdo para download), que pode ser qualquer coisa, desde novas roupas ou *skins* para personagens, armas e itens, novas fases, desafios, entre outras coisas. Isso é particularmente frequente em jogos *free-to-play*, ou seja, gratuitos para jogar, mas que oferecem oportunidades para comprar mais elementos dentro do jogo.

Para muitos, as opções de compras dentro dos jogos podem ser bastante confusas. Quanto menor a idade da criança, mais difícil é entender os sistemas de monetização e as razões para gastar ou não gastar dinheiro. A compra de itens dentro do jogo pode ocorrer em função da comparação do personagem (avatar) com os dos amigos. O avatar do jogo é uma projeção, uma representação, a personagem que conduzimos no jogo. Pode haver uma projeção da criança ali, e uma certa confusão: se meu personagem não é "legal", será que eu também não sou legal?

Portanto, é preciso acompanhá-los de perto para monitorar suas reações emocionais e explicar o que porventura não estejam entendendo. Além disso, pode ser uma boa ideia estabelecer regras e limites: se a família julga apropriado ou não gastar dinheiro com itens opcionais; se há um limite para o quanto podem gastar. Isso pode ser uma oportunidade para explicar como o dinheiro funciona.

PREVENÇÃO

Em uma sociedade cada vez mais digital e que tem os jogos como uma das principais atividades de lazer de crianças e adolescentes, é possível prevenir problemas? É claro que sim. Ao longo deste livro, nosso objetivo sempre foi reforçar o quanto a prevenção é importante: é melhor trabalhar para evitar problemas do que lidar com suas consequências.

Podemos fazer isso por meio da atenção aos sinais de risco e do planejamento para o uso mais saudável possível.

Entretanto, a prevenção de *gaming disorder*, apesar de muito importante, ainda é um tema pouco estudado. Há muito mais estudos sobre os efeitos depois que o problema está instalado do que nas ações e no estilo de vida que podemos levar para evitar que algo de ruim aconteça. Ainda assim, se pensarmos em *gaming disorder* como um fenômeno que se desenvolve a partir de certos fatores de risco, temos algumas abordagens úteis. Então vamos lá:

- **Família.** Do mesmo modo que cada criança é única, cada família também é, então, não acreditamos em uma regra que funcione para todo mundo. O ideal é que cada família possa pensar sobre os seus valores, como os pais gostariam de criar seus filhos, e, a partir daí, estabelecer diretrizes para o uso de games e da tecnologia digital em geral. Vale sempre lembrar: famílias com maior interação e afeto entre pais e filhos têm menos chances de desenvolverem problemas.
- **Idade.** O uso problemático de jogos tende a aparecer mais na adolescência, mas não adianta esperar a puberdade para conversar com os filhos sobre jogos, pois eles já fazem parte de sua vida desde muito cedo. Quanto mais cedo oferecermos orientação, mais efetiva e tranquila ela vai ser!
- **Regras.** Estabeleça regras claras, coerentes, estáveis, nunca esquecendo que os pais são modelos para uso de tecnologias. As crianças

olham para suas referências mais próximas para entender o que é bom e ruim, e também para adotar um padrão de uso das mídias digitais. E não se esqueça: o tempo de uso é apenas parte da equação.

- **Sono.** Evite o uso de games logo antes de dormir. Assim como ver televisão, usar o computador ou o celular, os estímulos dos games e a própria luz da tela podem agitar ou prejudicar o descanso.
- **Alimentação.** Algumas crianças podem ter dificuldade de se alimentar ou se sentar à mesa porque querem continuar brincando. Nesse sentido, oferecer um jogo no celular ou tablet para distrair pode criar um padrão difícil de reverter no futuro. As crianças não precisam estar sempre distraídas. Afinal, algumas situações exigem nossa atenção completa, outras exigem que esperemos, e algumas atividades têm hora para acontecer. Saber esperar e prestar atenção são habilidades essenciais para a vida adulta.
- **Uso de games como regulador emocional.** Os jogos são divertidos e trazem diversos benefícios. No entanto, é importante cuidar para que não se estabeleça um padrão de buscar os jogos *sempre* que se está com alguma dificuldade ou para lidar com um sentimento negativo, ou mesmo para evitar lidar com situações e emoções difíceis (assim como já havíamos mencionado com relação às redes sociais).
- **Escola.** Um dos prejuízos mais observados nos casos de *gaming disorder* é a piora no desempenho escolar. Escolas podem ser um excelente local para a identificação de problemas relacionados a essas tecnologias e realização de estratégias de prevenção.

Atividades sobre o uso problemático de internet e jogos digitais podem ser incluídas nos programas que as escolas já possuem para a prevenção de outros comportamentos potencialmente problemáticos. Nesse contexto, incentivar a autorreflexão dos jovens se mostra muito mais efetivo do que utilizar mensagens autoritárias contra os jogos.

Por fim, envolver crianças e adolescentes no planejamento dessas atividades é uma boa estratégia. Imposições podem até ser necessárias de vez em quando, mas proporcionar autonomia das crianças, dando agência em algumas situações, faz que se sintam participativas, parte do processo de escolha. As crianças envolvidas se sentem escutadas; a partir daí, os adultos guiam, orientam e cuidam, em uma relação mais comunicativa e bem mais eficiente que imposições sem espaço para diálogo.

Vale dizer que os games são um desenvolvimento recente e em constante crescimento – as ferramentas, processadores e máquinas evoluem. Conforme isso acontece, surgem novas maneiras de interagir, contar histórias e promover experiências. Novos jogos surgem a todo momento – estamos ainda descobrindo o potencial dos games, uma mídia que revolucionou a cultura e a indústria do entretenimento. Inicialmente, eles eram apenas uma novidade, um brinquedo; hoje são um dos maiores pilares da indústria do entretenimento. Assim como o cinema, os games têm demonstrado capacidade para gerar experiências sociais, emocionais e artísticas; portanto, envolver-se com esse universo de maneira saudável é uma experiência incrível para crianças e adultos.

Todo mundo precisa de limites

Agora, todos dias depois da escola, Rafael se sentava com o filho para jogar. Às vezes, Sofia vinha também para olhar e até jogava um pouco com eles, mas preferia mexer no seu tablet. Aos poucos, o pai foi ficando melhor no jogo. Na verdade, ele tinha um segredo: quando não tinha ninguém em casa, parava o que estava fazendo para jogar um pouco. Teve até um dia em que jogou a tarde toda, mas não contou a ninguém.

Na sexta-feira, depois do jantar, Melissa, sua esposa, o convidou para ver um filme e tomar um vinho.

— Não vai dar — disse Rafael. — Tenho que terminar um trabalho.

— A gente não tinha combinado de não trabalhar na sexta à noite?

— Pois é, mas tinha tanta coisa nesta semana...

Na verdade, nem teve tanta coisa assim. O que aconteceu foi que Rafael vinha jogando mais e mais. Experimentou outros jogos, primeiro na hora que jogava com o filho, e depois praticava sozinho: Minecraft e Fifa eram seus preferidos.

Melissa não gostou muito de ver o filme sozinha. Rafael se sentiu culpado e até meio irritado por ter planejado mal o seu tempo. Agora era sexta e ele tinha um monte de trabalho atrasado. No dia seguinte, sábado, recebeu um e-mail do seu supervisor perguntando se estava tudo bem e se precisava de alguma ajuda para terminar as planilhas. Ele estava justamente lendo esse e-mail no celular na hora do café da manhã quando percebeu que estava sozinho na mesa com a esposa.

— Cadê as crianças?

— Já chamei umas três vezes, mas eles já estão jogando de novo.

Rafael levantou-se e foi procurar os filhos. Vitor estava jogando Minecraft no seu quarto, e Sofia estava no quarto dela, com o tablet.

— Pessoooaaaal! — chamou ele. — Café da manhã!

— Já vaaaai — disseram as duas crianças, em uníssono.

Ele respirou fundo. Talvez estivesse na hora de colocar umas regras, fazer uns combinados. Para as crianças e pra ele também.

Finalmente, todo mundo se reuniu para tomar o café. Vitor e Sofia comeram correndo e já estavam se levantando de novo quando ele pediu que esperassem.

— Olha só, gente. Acho que nós andamos jogando muito ultimamente.

— Mas hoje é sábado! — disse Vitor.

— Não só hoje, todos os dias nas últimas semanas têm sido assim.

— Ah, pai.

— É sério! Se a gente só pensa nisso, não vai dar tempo de fazer o resto.

— Eu ia falar sobre isso mesmo — disse Melissa. — Recebemos uns avisos da escola dizendo que o Vitor e a Sofia não fizeram alguns temas e tarefas.

— Opa — disse Rafael. Era o que ele temia.

Vitor e Sofia se olharam. Sofia fez uma careta, mas nenhum dos dois disse nada. Foram descobertos!

— Acho que seu pai teve uma boa ideia sobre as regras — disse Melissa.

— Isso! — disse ele. — Vamos relembrar as regras dos eletrônicos...

Eles passaram um tempinho conversando sobre os combinados. Rafael contou à família que ele mesmo andava jogando mais do que devia e que ia seguir as regras também.

Até que deu tudo certo, com alguns protestos, claro, mas todo mundo acabou concordando. Tudo bem que Vitor e Sofia por vezes fingiam esquecer que tinham lições de casa, só pra poder jogar um pouquinho logo na volta da escola. Mas eles se esforçavam para retomar as combinações... pelo menos na maioria dos dias. Rafael e Melissa ainda espiavam o celular em momentos inoportunos, mas, quase sempre, ao erguer o olhar de volta para o mundo presencial, se questionavam o que estavam mesmo fazendo no celular que poderia ser mais importante que aquele exato momento em família. E se questionar, nos nossos tempos, é um bom começo.

AGRADECIMENTOS

Queremos deixar registrada nossa gratidão e admiração pela equipe da Maquinaria Sankto, que acreditou na proposta do livro e nos acompanhou durante o processo de escrita, principalmente Renata Sturm, Gabriela Castro e Jean Xavier. Também agradecemos pela assessoria de imprensa da Thaise Xavier. Nossos agradecimentos se estendem aos colegas e colaboradores de projetos de pesquisa, especialmente os membros do GEAT – Grupo de Estudos sobre Adições Tecnológicas. Por fim, dedicamos o livro aos nossos filhos, pacientes e alunos. Que possamos caminhar juntos em direção a um futuro onde a tecnologia seja usada cada vez mais de forma responsável, segura e criativa.

REFERÊNCIAS ÚTEIS

A lista a seguir foi pensada como sugestão de aprofundamento e referência durante a leitura deste livro. Não é uma lista exaustiva, porque o uso da tecnologia na infância é um tema em constante desenvolvimento.

LIVROS

ABREU, Cristiano Nabuco. EISENSTEIN, Evelyn. ESTEFENON, Susana Graciela Bruno (Org.). **Vivendo esse mundo digital:** impactos na saúde, na educação e nos comportamentos sociais. Artmed. 2013.

BOWLBY, John. **Apego:** A Natureza do Vínculo. 3ª ed. Martins Fontes. 2002.

CARVALHO, Rafaela. FEREC, Roberta. **Tela com cautela:** um guia prático para criar filhos na era digital. Matrescência. 2019.

ESTEFENON, Susana Graciela Bruno. EISENSTEIN, Evelyn (Org.) **Geração Digital:** riscos e benefícios das novas tecnologias para as crianças e os adolescentes. Vieira & Lent. 2008.

FERSOZA, Thais. **Nasce uma mãe:** meus primeiros aprendizados e minhas aventuras na maternidade. HarperCollins. 2019.

FORTIM, Ivelise. SPRITZER, Daniel. LIMA, Maria Tereza Alencar. **Games Viciam. Fato ou ficção?** Estação das Letras e Cores. 2019.

GONÇALVES. Lucio Lage. **Dependência Digital:** Tecnologias Transformando Pessoas, Relacionamentos e Organizações. Barra Livros. 2017.

HUIZINGA, Johann. **Homo Ludens:** o jogo como elemento da cultura. Intrínseca. 2019.

JOHNSON, Steven. **Tudo Que É Ruim É Bom Pra Você.** Zahar. 2012.

KANG, Shimi. **Tecnologia na Infância:** Criando hábitos saudáveis para crianças em um mundo digital. Melhoramentos. 2021.

KILBEY, Elizabeth. **Como criar filhos na era digital.** Fontanar. 2018.

KOSTER, Raph. **A Theory of Fun for Game Design.** O' Reilly Media. 2013.

LANIER, Jaron. **Dez Argumentos Para Você Deletar Agora Suas Redes Sociais.** Intrínseca. 2018.

NABUCO, Cristiano. GÓES, Dora Sampaio. LEMOS, Igor Lins (Org.). **Como lidar com dependência tecnológica:** guia prático para pacientes, familiares e educadores. Hogrefe. 2020.

OMER, Haim. **Autoridade sem Violência — O resgate da voz dos pais.** 2ª ed. Artesã. 2014.

OMER, Haim. FLEURY, Heloísa. **Pais Corajosos:** como impor limites amorosos e proteger seu filho. Agora. 2020.

PORTELLA, Valéria. **Pais e filhos conectados:** dicas para aproveitar a internet com crianças. Artes e Ofícios. 2007.

WINNICOTT, D.W. **A Criança e o seu Mundo.** 6ª ed. LTC. 2015.

WINNICOTT, D.W. **A Família e o Desenvolvimento Individual.** 4ª ed. Martins Fontes. 2011.

WINNICOTT, D.W. **Conversando com os pais.** Martins Fontes. 1999.

WINNICOTT, D.W. **Tudo Começa em Casa.** 5ª ed. Martins Fontes. 2011

YOUNG, Kimberly S. ABREU, Cristiano Nabuco (Org.). **Dependência de Internet em Crianças e Adolescentes:** Fatores de Risco, Avaliação e Tratamento. Artmed. 2018.

WEBSITES

Center For Humane Technology | humanetech.com | *Entidade voltada para defender o uso humanizado e democrático da tecnologia.*

REFERÊNCIAS ÚTEIS

Classind – Classificação Indicativa | gov.br/mj/pt-br/assuntos/seus-direitos/classifica-cao-1 | *Sistema de classificação de conteúdo elaborado pelo Ministério da Justiça do Brasil.*

Dependência da Tecnologia | dependenciadetecnologia.digital | *Site educativo sobre o uso problemático de internet, redes sociais e jogos digitais, desenvolvido pelo Grupo de Estudos sobre Adições Tecnológicas (GEAT).*

Epic Games | https://www.epicgames.com/site/pt-BR/news | *Site oficial da Epic Games, desenvolvedora do jogo Fortnite.*

Esse Mundo Digital | essemundodigital.com.br | *Rede focada no uso ético, seguro, saudável e educativo da Internet.*

ESRB – Entertainment Software Rating Board | esrb.org | *Sistema norte-americano de indicação etária para jogos.*

Homo Ludens | cartilhagames.com.br | *Site com informações e orientações específicas sobre games.*

Lei Brasileira 13.185 de 6 de novembro de 2015 | planalto.gov.br/ccivil_03/_ato2015-2018/2015/lei/l13185.htm | *Lei que instituiu o Programa de Combate à Intimidação Sistemática (Bullying) em todo o território nacional.*

Miúdos Seguros | miudossegurosna.net | *Site voltado para ajudar famílias, escolas e comunidades a promover a segurança online de crianças e jovens.*

PEGI – Pan European Game Information | pegi.info | *Sistema Europeu de classificação indicativa de jogos.*

Pesquisa Games Brasil | pesquisagamebrasil.com.br | *Pesquisa realizada anualmente para identificar o perfil dos gamers no Brasil.*

O Dilema das Redes | netflix.com/title/81254224 | *Documentário dirigido por Jeff Orlowski e lançado em 2020. Disponível na Netflix.*

Terms of Service, Didn't Read | tosdr.org | *Site que explica, de maneira clara, os termos de serviço dos principais sites, redes e serviços online, apontando seus pontos positivos e negativos.*

The Facebook Files | wsj.com/articles/the-facebook-files-11631713039 | Série de reportagens publicadas pelo Wall Street Journal em 2011, apresentando uma série de denúncias sobre a Meta e seus serviços, como o Facebook e Instagram.

ENTIDADES E ORGANIZAÇÕES

American International Trade Administration | trade.gov/media-entertainment-video-games-sector | *Setor de videogames da organização econômica norte-americana.*

Academia Americana de Pediatria (AAP) | healthychildren.org | *Notícias, cartilhas e orientações da entidade norte-americana.*

CID-11 – Classificação Internacional de Doenças | https://icd.who.int/en | *Sistema Internacional de Classificação de Doenças da Organização Mundial de Saúde.*

COPPA – Children's Online Privacy Protection Rule | ftc.gov/legal-library/browse/rules/childrens-online-privacy-protection-rule-coppa | *Lei norte-americana que impõe restrições a sites e serviços online dirigidos a crianças abaixo de 13 anos.*

Estatuto da Criança e do Adolescente | gov.br/mdh/pt-br/navegue-por-temas/crianca-e-adolescente/publicacoes/eca-2023.pdf | *Documento que define crianças e adolescentes como sujeitos de direitos que demandam proteção integral e prioritária por parte da família, sociedade e do Estado.*

Meta – dados oficiais | investor.fb.com/investor-news | *Relatórios de uso, números de usuários e faturamento, dirigidos a investidores da Meta, empresa responsável pelo Facebook, Instagram e WhatsApp.*

Organização Mundial de Saúde | who.int/pt | *Agência especializada em saúde ligada à Organização das Nações Unidas.*

SaferNet Brasil | safernet.org.br | *Entidade sem fins lucrativos que busca ser referência nacional no enfrentamento aos crimes e violações aos Direitos Humanos na Internet.*

Sociedade Brasileira de Pediatria | sbp.com.br | *Notícias, cartilhas e orientações da maior sociedade médica de especialidade no país.*

ARTIGOS

Association between Internet Gaming Disorder or Pathological Video-Game Use and Comorbid Psychopathology: A Comprehensive Review. González--Bueso, V., Santamaría, J., Fernández, D., Merino, L., Montero, E., Ribas, J. International Journal of Environmental Research and Public Health 15, 668. 2018. DOI: 10.3390/ijerph15040668.

Associations between parental rules, style of communication and children's screen time. Mona Bjelland, Bart Soenens, Elling Bere, Éva Kovács, Nanna Lien, Lea Maes, Yannis Manios, George Moschonis, Saskia J te Velde – BMC Public Health, 15:1002. 2015.

Associations of media use and early childhood development: cross-sectional findings from the LIFE Child study. Clarissa Schwarzer, Nico Grafe, Andreas Hiemisch, Wieland Kiess, Tanja Poulain – Pediatr Res, 91(1): 247–253. 2022.

A Qualitative Study on Children's Digital Media Use and Parents' Self-interest. Suzanne M. Geurts, Ina M. Koning, Helen Vossen, and Regina J.J.M. Van den Eijnden – J Child Fam Stud. 31(7). 2022.

A systematic review of the impact of COVID-19 on the game addiction of children and adolescents. Han TS, Cho H, Sung D, Park MH. Front Psychiatry, Aug 18;13:976601. 2022. DOI: 10.3389/fpsyt.2022.976601.

Beyond Screen Time: A Synergistic Approach to a More Comprehensive Assessment of Family Media Exposure During Early Childhood. Barr R *et al*. Front Psychol, Jul 10;11:1283. 2020. DOI: 10.3389/fpsyg.2020.01283.

Digital Media, Anxiety, and Depression in Children. Elizabeth Hoge, David Bickham, Joanne Cantor. Pediatrics 140 (Supplement 2): S76–S80. November 2017. 10.1542/peds.2016-1758G

Digital Screen Media and Cognitive Development. Anderson DR, Subrahmanyam K, Cognitive Impacts of Digital Media Workgroup. Pediatrics, 140 (Suppl 2):S57-S61. November 2017. DOI: 10.1542/peds.2016-1758C.

Explaining Adherence to American Academy of Pediatrics Screen Time Recommendations With Caregiver Awareness and Parental Motivation Factors: Mixed Methods Study. Shea M Lammers, Rebecca J Woods, Sean E Brotherson, BA, James E Deal, and Carrie Anne Platt – JMIR Pediatr Parent. 2022 Apr-Jun; 5(2): e29102.

Exposure to and use of mobile devices in children aged 1–60 months. Ahmet Osman Kılıç, Eyup Sari, Husniye Yucel, Melahat Melek Oğuz, Emine Polat, Esma Altinel Acoglu, Saliha Senel – European Journal of Pediatrics, 178:221–227, 2019.

Improving Learning Outcomes: The iPad and Preschool Children with Disabilities. Linda Chmiliar – Front. Psychol., vol 8 May 2017.

Global prevalence of gaming disorder: A systematic review and meta-analysis. Stevens MW, Dorstyn D, Delfabbro PH, King DL. Aust N Z J Psychiatry. Jun;55(6):553-568. 2021. DOI: 10.1177/0004867420962851.

Growing Up in a Digital World – Digital Media and the Association With the Child's Language Development at Two Years of Age. Sundqvist A, Koch FS, Birberg Thornberg U, Barr R, Heimann M. – Front Psychol. 2021 Mar 18;12:569920. DOI: 10.3389/fpsyg.2021.569920.

Technoference: Parent Distraction with Technology and Associations with Child Behavior Problems – Brandon T. McDaniel, Jenny S. Radesky – Child Dev. January; 89(1): 100–109. 2018.

The benefits of playing video games. Granic I, Lobel A, Engels RC. Am Psychol. Jan; 69(1):66-78, 2014. DOI: 10.1037/a0034857.

Why We Play Games: Four Keys to More Emotion Without Story. Nicole Lazzaro, XEO Design. 2004. Disponível em http://xeodesign.com/xeodesign_whyweplaygames.pdf

GLOSSÁRIO

Adição: é o termo técnico para *vício*. Uma adição por tecnologia significa vício em tecnologia. Uma pessoa que sofre de adição é um adicto ou adicta.

AFK: sigla para *Away From Keyboard*, ou "longe do teclado". É um aviso colocado em salas de chat ou jogos online para avisar os outros jogadores que você não está acompanhando o jogo naquele momento, mas que já vai voltar.

Algoritmo: um *algoritmo* é uma sequência de ações ou regras seguidas para resolver um problema ou atingir um objetivo. É um termo usado em ciência da computação, mas, hoje em dia, a maioria das pessoas fala dos algoritmos para descrever o comportamento automatizado das redes sociais. De uma certa maneira, usamos algoritmos todos os dias (pense na ordem que você prefere arrumar a casa, por exemplo). Muitas pessoas usam o termo *algoritmo* como sinônimo de *inteligência artificial*, que é outra coisa, mas os conceitos estão ligados. As redes sociais usam inteligências artificiais para construir os algoritmos que regulam a experiência de cada usuário (registrando seus interesses, histórico, localizações, contatos) e usa esses dados para deixar a rede mais atraente para cada um.

Background media: mídia digital que fica de fundo num ambiente, como a televisão ligada enquanto a família faz as refeições, ou as notificações do celular tocando enquanto fazemos outra atividade, como conversar ou brincar com as crianças.

Bem-estar digital: é um conceito geral relativo aos nossos hábitos com tecnologias digitais. Levar o bem-estar digital a sério quer dizer refletir sobre como, onde e quando usamos as mídias digitais, se nos fazem bem e se conseguimos incluí-las nas nossas vidas de maneira que contribuam, sem atrapalhar outras atividades pessoais, sociais, profissionais e nossa saúde física e mental.

Buffar: vem de *buff* (aumentar, fortalecer). *Buffar* significa melhorar as habilidades de um personagem. Pode se referir a algo feito no jogo (alguns personagens têm habilidades que permitem *buffar* seus aliados) ou algo que vem de ajustes feitos pelos desenvolvedores do jogo, buscando uma partida mais equilibrada (quando um personagem nunca é escolhido pelos jogadores num game de luta porque suas habilidades são muito fracas, os desenvolvedores podem *buffar* o personagem).

Bug/ Bugar/ Bugado: os primeiros computadores ocupavam salas imensas e tinham problemas de funcionamento quando algum inseto (*bug*) entrava nos circuitos. Hoje, um *bug* é um erro no aplicativo ou jogo, um comportamento inesperado ou mensagem de erro. Se alguém diz "esse jogo é todo bugado", quer dizer que está cheio de erros na programação. A gíria pode se espalhar para fora do universo digital. Se alguém diz que está "bugado", quer dizer que não está se sentindo bem.

Bullying: em inglês, *bully* quer dizer "valentão", "brigão". A lei brasileira 13.185 de 2015 define o *bullying* como intimidação sistemática que se manifesta por "todo ato de violência física ou psicológica, intencional e repetitivo, que ocorre sem motivação evidente, praticado por indivíduo ou grupo, contra uma ou mais pessoas, com o objetivo de intimidá-la ou agredi-la, causando dor e angústia à vítima, em uma relação de desequilíbrio de poder entre as partes envolvidas." Alguns exemplos são ataques físicos, insultos, ameaças, grafites ofensivos, observações preconceituosas ou isolamento intencional. Quando acontece de forma digital, é chamado de *cyberbullying*.

Camper: vem de *camping* (acampar). Um *camper* é um jogador que fica escondido em algum canto do mapa do jogo, geralmente em FPS como *Call of Duty* (veja

FPS/ *First Person Shooter*). O objetivo é esperar que algum inimigo passe por perto para pegá-lo de surpresa, mas isso geralmente é visto como falta de espírito esportivo.

Console: são os aparelhos de videogame, como *Playstation*, *Xbox* ou *Nintendo Switch*. Os jogadores muitas vezes se dividem entre aqueles que preferem jogar em consoles e quem prefere jogar no computador (PC).

Copyright: direitos sobre uma obra, software, jogo ou produto. É um tema complexo, porque na internet o *copyright* nem sempre é respeitado: é fácil copiar uma imagem produzida por outra pessoa e reproduzi-la em outro lugar, assim como baixar músicas, filmes, séries e jogos. As leis de *copyright* variam de país para país. Quando postamos uma foto no Facebook, por exemplo, o *copyright* da imagem é nosso, mas, de acordo com seus termos de uso, cedemos a eles uma licença para usar nosso conteúdo como quiserem.

Crack / Crackeado: aqui, o termo não tem nada a ver com drogas! Um *crack* é um programa que quebra as proteções de *copyright* de um software ou jogo, permitindo que alguém o use sem tê-lo comprado. Um programa crackeado pode ser baixado e usado sem pagar. É diferente de *free-to-play*. Um dos riscos de usar programas crackeados é infectar o dispositivo com vírus.

Cyberbullying: atos de intimidação sistemática realizados através de meios digitais. Alguns exemplos são ameaças, comentários agressivos, revelação de informações pessoais ou assédio sexual. Veja também *bullying*.

Desenvolvedor: quem faz um software, app ou jogo. Pode referir-se a pessoas ou empresas. Por exemplo: A Riot é a empresa desenvolvedora do jogo *League of Legends*.

Emoji: apesar da semelhança com a palavra "emoção", o nome vem do japonês *e* (imagem) e *moji* (letra, escrita). Então significa, literalmente, "pictograma" ou "escrita visual". Os emojis servem para expressar reações ou emoções e surgiram no final da década de 90, como uma evolução dos ícones que usavam só sinais de pontuação, como o agora clássico sorriso :)

Emote: conjunto de movimentos executado por um personagem de jogo ou espaço virtual. Vem de *emotion* (emoção). Pode ser desde chorar, abanar ou se sentar, até algo mais complexo, como uma sequência de dança (algo que se tornou muito popular em jogos como *Fortnite*). Assim como as *skins*, novos *emotes* são recebidos dentro do jogo como recompensas por missões ou podem ser comprados (com dinheiro do jogo ou dinheiro real).

Farmar: vem de *farming* (cultivar) ou *farm* (fazenda). Na gíria dos games, farmar significa executar uma ação ou série de ações repetitivas para obter recursos, itens ou armas no jogo.

Fear of Missing Out (FOMO): A tradução literal é *medo de ficar de fora*. Refere-se à angústia de perder uma oportunidade, de não estar por dentro do que todo mundo está fazendo. As redes sociais, jogos e tecnologia em geral estão sempre evoluindo, com novas versões sendo lançadas a todo momento. As empresas por trás dessas novidades às vezes tentam gerar FOMO por meio de campanhas de marketing. É importante estar atentos aos sentimentos gerados ao usar a tecnologia: prazer ou ansiedade?

Feed: na origem, *feed* quer dizer *alimentar*. Nas redes sociais, um feed é um fluxo de informações ou posts. Um desenvolvimento mais recente é o *feed infinito*, onde os posts nunca acabam e a pessoa pode ficar rolando nas redes sociais para sempre, se desejar. Mesmo que o conteúdo de quem ela segue tenha acabado, o feed vai postando conteúdo recomendado de perfis semelhantes. A grande questão é que os usuários têm pouco controle sobre seus feeds: os posts que aparecem são selecionados automaticamente por algoritmos buscando o conteúdo que vai gerar maior engajamento, encorajando os usuários a passarem mais tempo na rede. O feed dá a aparência de um conteúdo equilibrado e neutro, mas, na verdade, é monitorado e arquitetado para cada usuário.

FPS – First Person Shooter: Tipo de jogo em que, ao jogar, o ponto de vista (a câmera do jogo) é em primeira pessoa (*first person*), como se estivéssemos lá, vendo através dos olhos do personagem. Alguns exemplos são *Call of Duty* e *Overwatch*. Geralmente, o campo de visão inclui as mãos do personagem segurando uma arma, que é usada para atirar (*shoot*) em inimigos.

FPS – Frames per Second: a sigla pode ser a mesma de *First-Person Shooter*, mas aqui quer dizer "Frames por Segundo", ou quantas vezes as imagens são renovadas em uma tela. No cinema, por exemplo, temos 24 frames por segundo, o que quer dizer que vemos 24 imagens paradas nesse intervalo de tempo, dando a impressão de movimento. As telas de computador funcionam do mesmo jeito, mas com uma taxa maior. Quanto mais FPS num jogo, aplicativo ou filme, mais fluido e detalhado será o movimento na tela, mas também vai exigir mais capacidade de processamento.

Free-to-play: grátis para jogar. São jogos gratuitos para baixar e jogar, mas que possuem, dentro deles, lojas com microtransações. Os jogos *free-to-play* oferecem uma experiência acessível a um público maior e são uma alternativa útil para jogadores de baixa renda. As microtransações geralmente são apenas cosméticas (mudanças de aparência, emotes ou skins de personagens), mas às vezes podem ter um aspecto de *pay-to-win* (pagar para ganhar, quando quem gasta dinheiro tem acesso a itens, armas e recursos melhores e adquire uma vantagem em relação a outros jogadores). Alguns exemplos de jogos *free--to-play* são *Fortnite, Warframe, Counter Strike, Apex Legends, Team Fortress 2, League of Legends, Genshin Impact* e *Hearthstone*.

Gamificação: diz respeito à influência das mecânicas dos jogos digitais em outras esferas da sociedade, como o trabalho e os estudos. Uma plataforma *gamificada* usa sistemas de pontos, experiência, níveis, medalhas, recompensas e cooperação ou competição com outros "jogadores" para atingir objetivos, tornar as atividades mais divertidas e aumentar a produtividade.

Geek ou nerd: não há um consenso total, mas, de maneira geral, os dois termos podem ser usados quase como sinônimos. Um geek ou nerd é alguém que se interessa muito por algum assunto, geralmente é visto como alguém inteligente mas com pouca desenvoltura social. De uma maneira mais específica, um geek ou nerd é alguém muito interessado por um tema, que pode ser qualquer coisa: um "geek de livros" é alguém que gosta muito de ler. Outro ponto de vista associa geeks ou nerds com certos interesses, como tecnologia, videogames, ciências e histórias de fantasia e ficção científica.

GG: sigla de *Good Game* ("bom jogo"), uma saudação postada no chat para os outros jogadores ao final de uma partida competitiva, demonstrando espírito esportivo. Equivalente virtual dos jogadores de um time de futebol ou vôlei cumprimentando-se depois da partida.

Griefer: vem de *grief* (sofrimento). Um *griefer* é um jogador que tem prazer em derrotar outros jogadores ou matar seus personagens.

Hype: sem uma tradução exata, o hype é a sensação de empolgação que deixa as pessoas ansiosas por uma experiência ou produto. Pode ser gerado através de campanhas de marketing intensas. Veja também *Fear of Missing Out* (FOMO).

In-app Purchases (IAPs): a tradução literal é "compras dentro do app", mas o termo também se aplica a jogos. Hoje em dia, lojas virtuais como Google Play ou App Store colocam um aviso em apps ou jogos que possuem esse tipo de transação, mas nem sempre foi assim. Alguns dispositivos têm a funcionalidade de bloquear *in-app purchases*, para evitar casos em que crianças compram itens sem saber que estão gastando dinheiro de verdade.

Inteligência artificial (IA): esse é um tópico que está cada vez mais presente no cotidiano. Quando pensamos em inteligências artificiais, lembramos de robôs e máquinas em filmes de ficção científica que conversam com seres humanos e são capazes de emoções, ações e escolhas. Na prática, pelo menos por enquanto, uma inteligência artificial é um programa de computador capaz de operações muito complexas graças a um treinamento. Por exemplo, é possível ensinar uma IA a escrever um poema no estilo de Fernando Pessoa, jogar xadrez ou reconhecer alguém numa foto, mas é difícil que uma IA seja capaz de todas essas coisas (e outras!) ao mesmo tempo. As IAs também podem ser treinadas para aprender que tipo de post do Instagram um usuário gosta mais, qual gera maior engajamento (likes, comentários, compartilhamentos). Outras aplicações incluem a condução de carros autônomos. Para que possa aprender, uma IA precisa de uma quantidade grande de dados para detectar padrões numa velocidade muito maior do que a dos seres humanos. O surgimento das redes sociais e a quantidade enorme de posts que criamos a cada minuto proporcionou um desenvolvimento rápido das inteligências artificiais. Veja também *Algoritmo*.

Lagar/ lagado: *lag* é um atraso na conexão da internet que afeta interações online. Quando o *lag* acontece, os comandos do jogador na sua casa demoram para chegar na casa dos outros jogadores conectados, gerando situações em que o personagem desaparece e reaparece em outro lugar ou demora para executar ações. Quando alguém está *lagando* ou *lagado*, quer dizer que sua experiência de jogo (e a de quem está jogando ao mesmo tempo online) está prejudicada por causa de uma conexão ruim.

Like: Um *like* é uma reação de outros usuários em redes sociais indicando que gostaram do conteúdo postado. Também inclui variações, como sistemas de votação por pontos ou *emojis*. Um post com muitos likes geralmente recebe mais destaque no feed dos outros usuários.

Loot: tesouro ou recompensa, obtido após derrotar inimigos, avançar uma fase, cumprir missões ou adquirir os recursos necessários. Pode aparecer na forma de dinheiro do jogo, *emotes*, *skins*, personagens novos, itens e armas. Uma *loot box* é uma caixinha de recompensa (no jogo, pode aparecer como um baú, envelope, caixa ou qualquer tipo de recipiente). No caso das *loot boxes*, o jogador abre sem saber exatamente o que há dentro, mais ou menos como nas figurinhas de álbuns de campeonato de futebol. Os jogos às vezes oferecem a possibilidade de comprar mais *loot boxes* com dinheiro de verdade através de microtransações, uma prática que pode gerar certa ansiedade, já foi comparada com apostas em casinos e é banida em alguns países.

Microtransações: produtos, recursos ou itens virtuais a venda dentro de apps ou jogos, geralmente por preços baixos (por isso o prefixo *micro*). As microtransações são oferecidas geralmente em aplicativos ou jogos gratuitos ou *free-to-play*. Por um lado, são uma parte importante da monetização dos produtos, uma alternativa a vender o app ou jogo por um preço fixo. Assim, é possível atingir um público maior. Por outro lado, microtransações podem ser oferecidas de forma agressiva através de lembretes ou anúncios que aparecem na tela a todo momento (possivelmente gerando ansiedade e atrapalhando a imersão no jogo). Veja também *Fear of Missing Out* (FOMO).

MMO: *Massive Multiplayer Online*, ou jogos com muitos jogadores online ao mesmo tempo. Uma variação é o MMORPG, um MMO que também é um jogo de interpretação de papéis (RPG ou *Role-Playing Game*), com foco em uma história na qual o jogador assume o papel de um personagem. Nos MMOs, dezenas, centenas ou até milhares de pessoas podem estar conectadas ao mesmo tempo no mesmo servidor ou partida, interagindo, realizando missões ou conversando.

Monetização: uma estratégia de monetização é um plano para que algum produto ou serviço tenha retorno financeiro. Isso se aplica a todos jogos, aplicativos, sites, serviços e redes sociais, mesmo (e especialmente) quando são gratuitos. Isso envolve decidir se o jogo é grátis ou não, se terá conteúdo adicional, *loot boxes*, *skins* ou loja dentro do jogo com a possibilidade de compras. Nos aplicativos, a mesma coisa. Em redes sociais e sites, envolve anúncios, posts patrocinados e venda de dados de usuários para empresas terceirizadas. Veja também *In-app purchase*.

Nerfar: é o contrário de *buffar*. Nerfar vem de *Nerf*, aquela linha de armas de brinquedo que atiram balas de espuma. Portando, quando um personagem ou habilidade é *nerfada*, isso quer dizer que seus efeitos foram enfraquecidos, muitas vezes buscando um equilíbrio maior na jogabilidade (se um personagem é muito mais forte que os outros e vence mais facilmente seus oponentes, então os desenvolvedores escolhem *nerfá-lo* para equilibrar a experiência).

Noob: gíria dos games que vem de *newbie* e significa *novato*. É um jogador que ainda não conhece as manhas ou regras do jogo, então comete mais erros e precisa de ajuda. Pode ser usado de forma amigável ou como ofensa.

Nude: *nude* quer dizer *"nu"* ou *"nua"*. Um nude é uma foto em que a pessoa aparece sem roupa. Trocar nudes envolve riscos de compartilhamento indevido caso a outra pessoa encaminhe as imagens ou caso o celular ou dispositivo seja invadido. Veja *sexting*.

***Peer pressure* ou pressão dos pares:** *pares* são pessoas semelhantes. Por exemplo, podemos dizer que os pares de uma criança são seus amigos e colegas de idades aproximadas. No mundo acadêmico, é comum que artigos científicos sejam *revisados por pares*, ou seja, pessoas com formação semelhante à do pesquisador. *Pressão de pares* é quando as outras pessoas de um grupo pressionam um indivíduo a fazer ou não fazer algo, para enquadrar-se nos valores daquele grupo. Por exemplo, se todos os amigos da criança têm conta numa rede social, eles vão pressioná-la, direta e indiretamente, a criar uma conta também. É aquela velha situação: "Mas mãe, todos meus amigos têm um celular! Por que só eu não tenho?"

Publisher: é a empresa responsável por publicar, distribuir e vender um game. A Sony, criadora do *Playstation*, é *publisher* de vários jogos desenvolvidos por empresas menores. Às vezes, desenvolvedor e *publisher* são a mesma empresa. Por exemplo, a Sony também possui seus próprios estúdios de desenvolvimento de jogos.

Rage Quit: *rage* é *raiva* e *quit* é *desistir*. *Rage quit* é aquele momento em que alguém desiste de jogar porque está com muita raiva e não consegue lidar com a frustração. Pode ser algo mais leve, quando um jogador simplesmente larga o controle ("eu não vou mais jogar, não consigo vencer você!") ou um momento mais explosivo, quando a criança joga o controle longe, chora, grita ou quebra algo, por causa dessa frustração.

Rede social: apps ou serviços online que se baseiam principalmente no contato entre usuários, através da postagem e compartilhamento de mensagens, fotos, vídeos e reações. As redes sociais têm objetivos diversos: contato pessoal, redes de trabalho, mensagens instantâneas, criação de conteúdo original, organização de informações, etc. A maioria delas é gratuita, às vezes com opções de recursos pagos, e todas elas têm algum modelo de monetização, geralmente baseado em publicidade que pessoas ou empresas podem contratar para aparecer no perfil dos usuários (como anúncios ou posts patrocinados). Alguns exemplos de redes sociais incluem *Whatsapp, Tik Tok, Facebook, Instagram, Linkedin, Telegram, Twitter, Tinder* e *Pinterest*.

RPG: *Role-Playing Game* ou *jogo de interpretação de papéis*. São jogos que tem um foco maior na história sendo contada e onde os jogadores assumem o papel de um personagem naquela narrativa. Podem ser online e multiplayer (jogando com outras pessoas pela internet) ou single-player (em que o jogador joga sozinho sem necessidade de conexão com a internet). Geralmente, é possível escolher entre opções de diálogo ou como resolver um conflito, através de escolhas na narrativa que afetam a história e seus finais. Alguns exemplos são *Final Fantasy, Persona, World of Warcraft* e *Mass Effect*. O nome vem dos RPGS "de mesa" como *Dungeons & Dragons*, em que amigos contam uma história juntos usando um sistema de regras, livros, dados, papel e lápis.

Safe Search: uma das preferências de mecanismos de busca online. Pode ser ligada e desligada. Quando ligada, filtra os resultados das buscas para que não apareçam conteúdos sensíveis, ofensivos ou explícitos.

Sexting: a prática de enviar fotos íntimas/ sensuais para alguém. O nome vem de *sex* (sexo) + *texting* (conversar por chat). Os perigos do sexting incluem o encaminhamento das fotos e vídeos sem autorização, vazamentos de dados (mesmo sem intenção, como no caso do aparelho ser hackeado ou roubado) ou mesmo *sextorsão* (sexo + extorsão), que é quando acontece chantagem na forma de ameaças de vazar conteúdo caso a pessoa não envie mais nudes ou dinheiro.

Sharear: vem de *share* ou compartilhar. *Sharear* é compartilhar algo – um arquivo, um vídeo, um item ou até mesmo dados de login e senha de uma conta (algo que é proibido pelos termos de uso dos serviços como *Playstation Network, Xbox Live* ou *Steam*).

Skin: literalmente, *skin* quer dizer *pele*. Nos jogos, a *skin* é um conjunto de aparência de personagem (cabelo, olhos, pele, roupas, armas). Muitos jogos oferecem a possibilidade de mudar a *skin* do personagem para personalizar a experiencia. Novas *skins* são obtidas através de missões ou objetivos no jogo, ou compradas nas lojas de microtransações (com dinheiro do jogo ou dinheiro de verdade). Geralmente, uma skin é puramente estética e não muda as habilidades do personagem.

Stalkear: vem de *stalker* ou "perseguidor". De um ponto de vista criminal, é alguém que persegue outra pessoa, seguindo seus movimentos, pesquisando sobre sua vida, observando sem autorização. Num mundo com internet, isso tornou-se muito mais fácil, já que as informações das pessoas estão acessíveis publicamente nas redes sociais: fotos, vídeos, textos, informações sobre localização, currículo profissional e até endereço. Num nível mais leve, a gíria *stalkear* quer dizer ficar olhando os posts das redes sociais de alguém ou pesquisar a seu respeito para saber mais da sua vida.

Steam: loja virtual que vende jogos para computador (PC). Como na Playstation Network e Xbox Live, os jogos comprados na Steam são associados à conta do usuário e o que é comprado é, na verdade, uma *licença de uso*. Se a conta for banida ou deletada, por exemplo, o usuário perde o acesso a tudo que comprou. Da mesma maneira, a licença de uso geralmente permite o uso apenas naquela plataforma (jogos da *Steam* só funcionam na *Steam*, os da *Playstation Network* só funcionam no *Playstation*, e assim por diante).

Termos de Serviço ou Termos de Uso: são as regras de um serviço ou produto. Ao usar um site, app ou jogo, precisamos concordar com os termos, algo que fazemos sem refletir muito. Todo aquele jargão legal e a extensão do texto, com até dezenas de páginas, acaba afastando os leitores. Mas é importante saber que todo uso de um serviço é mediado por seus termos. Por exemplo: o

Facebook guarda nossos dados mesmo depois que os apagamos, e tem acesso a todo nosso histórico de uso da internet; ao postar no Youtube, você permite que seu video seja publicamente acessível, e isso pode se tornar complicado do ponto de vista dos direitos autorais, embora a plataforma geralmente trabalhe com uma licença Creative Commons. Sites como o *Terms of Service, Didn't Read* (em inglês) oferecem um resumo dos termos de serviço de vários sites de uma forma acessível.

Troll, Trolagem: "Não alimente os trolls" é um dos mandamentos da internet. Nas lendas europeias, um troll é um monstro gigante e maldoso que odeia seres humanos e aparece em histórias como O *Senhor dos Anéis* e *Harry Potter*. Na internet, um troll é alguém que sente prazer em falar mal dos outros e comprar brigas. "Trolar" pode ser usado como verbo, e quer dizer tanto algo mais severo, como uma forma de *cyberbullying*, ou uma brincadeira ou pegadinha entre amigos ("Tô só trolando, cara!").

Upar: vem de *up*, ou *para cima*. *Upar* geralmente quer dizer subir de nível, aumentando as habilidades e poderes de seu personagem.

SIGA O
@criancasbemconectadas
NAS REDES

Acesse também:
www.dependenciadetecnologia.digital

SOBRE OS AUTORES

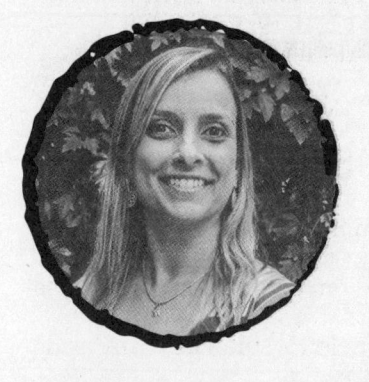

Aline Restano

Aline Restano é psicóloga, especialista em infância e adolescência pelo Centro de Estudos, Atendimento e Pesquisa da Infância e Adolescência (CEAPIA), onde também atua como professora e supervisora. Especialista em psicoterapia de orientação analítica pelo Centro de Estudos Luís Guedes. Membro Aspirante da Sociedade Psicanalítica de Porto Alegre (SPPA). Vice-coordenadora do Grupo de Estudos sobre Adições Tecnológicas (GEAT), com ênfase no estudos das redes sociais. Mãe de um menino de 4 anos e outro de 1 ano e meio. Gosta das redes sociais, mas conhece bem os prazeres e prejuízos que elas trazem.

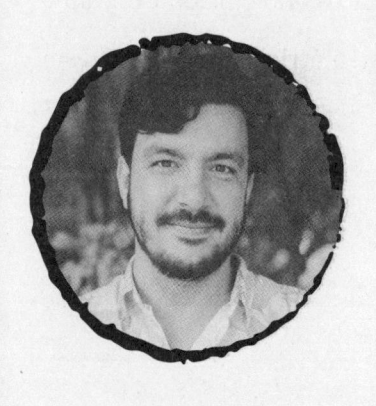

Bernardo Bueno

Bernardo Bueno é professor da Escola de Humanidades da Pontifícia Universidade Católica do Rio Grande do Sul (PUCRS), onde leciona no Programa de Pós-Graduação em Letras. Foi coordenador e cofundador da graduação em Escrita Criativa. Possui PhD em *Creative and Critical Writing* pela *University of East Anglia*, no Reino Unido, onde também atuou como professor assistente. Fundou o Grupo de Pesquisas em Tecnologia e Ficção (TECFIC) e atualmente coordena o novo Laboratório de Humanidades Digitais da PUCRS. É pai de um menino de 16 anos, uma menina de 11 e outra de 6. Adora jogar videogame.

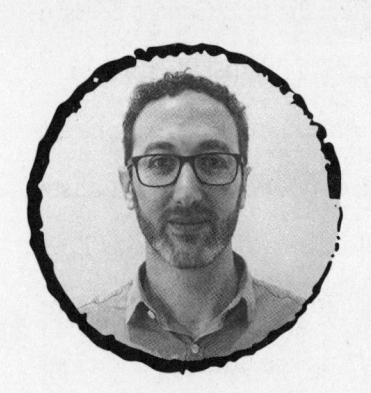

Daniel Spritzer

Daniel Tornaim Spritzer é médico psiquiatra, especialista em psiquiatria da infância e adolescência pelo Hospital de Clínicas de Porto Alegre/Universidade Federal do Rio Grande do Sul (HCPA/UFRGS). Mestre e Doutor em Psiquiatria e Ciências do Comportamento pela UFRGS, e coordenador do Grupo de Estudos sobre Adições Tecnológicas (GEAT). Membro da diretoria da *International Society for the Study of Behavioral Addictions* (ISSBA). Participa do grupo de trabalho da Organização Mundial de Saúde sobre uso problemático de jogos digitais e é professor da disciplina de Dependência de Tecnologia do Programa de Residência em Psiquiatria do Hospital Psiquiátrico São Pedro (HPSP), em Porto Alegre.

Juliana Potter

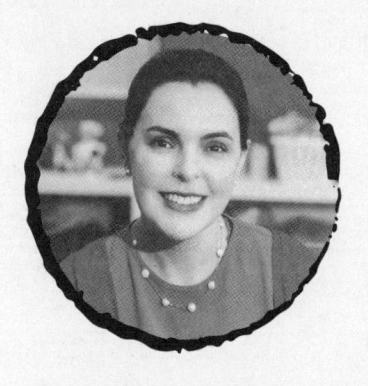

Juliana Potter é psicóloga, especialista em terapia de casais e famílias. Também especialista em terapia cognitivo-comportamental pelo Instituto da Família de Porto Alegre (Infapa). Professora colaboradora do Centro de Estudos da Família e do Indivíduo (Cefi) nos cursos de Especialização em processos psicológicos do luto e de terapia sistêmica. É membro do Grupo de Estudos sobre Adições Tecnológicas (GEAT). Tem experiência clínica com indivíduos e famílias, com ênfase em formação e rompimento de vínculos. Mãe de um menino de 9 anos e outro de 5 anos. Adora conversar com os amigos presencialmente, mas também gosta de enviar áudios que mais parecem podcasts.

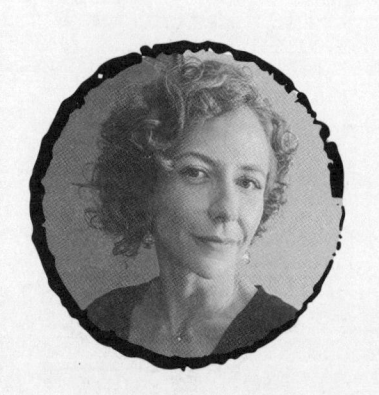

Laura Moreira

Laura Moreira é médica pela Universidade Federal do Rio Grande do Sul (UFRGS), especialista em psiquiatria da infância e adolescência pelo Hospital de Clínicas de Porto Alegre. Especialista em psicoterapia de crianças, adolescentes e adultos pelo Centro de Estudos Luís Guedes. Membro do Grupo de Estudos sobre Adições Tecnológicas (GEAT), com ênfase em prevenção do uso problemático das Tecnológicas. Mãe de um menino de 9 anos, está sempre aprendendo com o filho e com os pacientes sobre o mundo digital, mas ainda prefere usar agenda de papel ;).

Esta obra foi composta por Maquinaria
Editorial nas famílias tipográficas
Cartograph Sans CF e FreightText Pro.
Impressa pela gráfica Viena em junho de 2023.